Einzelwirtschaftliche Abhandlungen
Herausgegeben von Friedrich Leitner
Professor der Handelswissenschaft an der Handels-Hochschule zu Berlin
Heft I

Der Vertrieb pharmazeutischer und kosmetischer Spezialitäten in Deutschland

Von

Ernst Rosenberg

Berlin 1913
Druck und Verlag von Georg Reimer

Inhalts-Verzeichnis.

I. Abschnitt.

II. Abschnitt.

I. Abschnitt.

Die pharmazeutische und kosmetische Spezialitäten-Industrie.

A. Die Entwicklung der pharmazeutischen Industrie.

Die Entwicklung, auf welche der pharmazeutische Zweig der deutschen chemischen Industrie zurückblicken kann und die auch in unseren Tagen unaufhaltsam vorwärts drängt, reicht auf einen mehr als bescheidenen Anfang bis in das frühe Mittelalter zurück. In dieser Epoche lag die Pflege der Heilkunst ausschließlich in den Händen von Geistlichen, alten Frauen und Schmieden, die insgesamt nicht nur als Berater in Krankheitsfällen tätig waren, sondern auch zugleich die Arznei selbst bereiteten. Erst die Mitte des 14. Jahrhunderts brachte eine Trennung dieser beiden Tätigkeiten. Dem Arzte verblieb das Recht der Verordnung der Arzneimittel; die Befugnis der Anfertigung und der Abgabe der Medikamente ging auf einen neuen Stand, den Apotheker, über, der sich in der Zwischenzeit unter Anlehnung an griechische, römische und arabische Vorbilder langsam gebildet hatte. Die Tätigkeit eines solchen Apothekers unterschied sich von dem, was heute darunter verstanden wird, in mehrfacher Hinsicht. Die ungeheure Zahl von pharmazeutischen Urprodukten, die uns die überseeischen Länder liefern und die heute ein Hauptkontingent für die Materialien der Arzneibereitung bilden, stand dem damaligen Apotheker nicht zur Verfügung. Sein Arzneischatz bestand zum größten Teile aus einheimischen Heilkräutern, die er vielfach in seinem eigenen Kräutergarten anpflanzen mußte. Soweit der eigene Anbau nicht ausreichte oder unmöglich war, mußte der Apotheker sich in umständlicher, oft mühevoller Weise mit Kräuter- und Wurzelsuchern in Verbindung setzen, um die erforderlichen Materialien zur Rezeptur zu erhalten. Zum kleineren Teile bezog er Heildrogen im weitesten Sinne des Wortes (Vegetabilien, feine Gewürze, Spezereien usw.) des Orients über Venedig durch Vermittlung des süddeutschen

Grosso-Handels (Augsburg, Nürnberg). Aus diesen Tatsachen ist zu ersehen, daß der damalige Apotheker sich nicht auf die Produktion der Arznei, die sogenannte Rezeptur, beschränkte, sondern daß er in vieler Hinsicht auch als Urproduzent seiner Rohmaterialien wirkte. In diesem Zustande verharrte die deutsche Apotheke ungefähr bis gegen den Anfang des 17. Jahrhunderts, wo zunächst in der Weise eine Berufsspaltung eintrat, daß eine größere Anzahl von Apotheken, welche, um nur eine Möglichkeit als Beispiel zu nennen, in einer an Medizinalvegetabilien besonders reichen Gegend gelegen waren, für andere Apotheken, die sich in einer weniger reich gesegneten Gegend befanden, die Rohmaterialien einsammelten und anfänglich im Nebenbetriebe abgaben. Später wurden derartige Nebenbetriebe häufig beim Tode des Inhabers durch Erbschaft oder Verkauf vom Hauptbetriebe, der Apotheke, abgespalten und so zu Hauptbetrieben, den heutigen Drogen-Grossogeschäften, umgewandelt. Diesen gesellten sich dann weitere zu, die ohne den Umweg über eine Apotheke gegründet wurden. Auf diese Weise wurde der Apotheke ein großer Teil ihrer Urproduktion, deren Schwerpunkt entsprechend dem damaligen Stande der medizinischen Wissenschaft auf den Vegetabilien lag, genommen; die Sorge um die Beschaffung der Rohmaterialien wurde ihr erleichtert, was eine gewisse Abhängigkeit vom Drogen-Grossogeschäft zur Folge hatte, das, wie oben dargestellt, oft von der Apotheke, seinem Mutterbetriebe, losgelöst war und seinem Abnehmer nicht mehr mit dem bisher vielfach obwaltenden kollegialen Interesse entgegentrat.

Die berufliche Entlastung, die dem Apotheker durch die geschilderten Vorgänge zuteil wurde und die ihn die kaufmännische Seite seines Betriebes ein wenig vernachlässigen ließ, ermöglichte es dem deutschen Apotheker, sich mit desto größerem Eifer dem Ausbau der wissenschaftlichen Seite seines Faches zu widmen. Erfolge blieben nicht aus. Auf Grund seiner Erfahrungen, die er bei der Umarbeitung der Materialien in seinem Laboratorium sammelte, war es ihm möglich, immer tiefer in die Wesensart und Verwendungsmöglichkeit seiner Materialien, die nach der Entdeckung der überseeischen Länder eine bisher nicht gekannte Bereicherung erfuhren, einzudringen. Er legte auf diese Weise zunächst den Grundstein für die heutige hohe wissenschaftliche Bildung des deutschen Apothekers. Noch bis zum Anfang des 19. Jahrhunderts eignete sich der Apotheker das wissenschaftliche Rüstzeug für seinen Beruf in der Hauptsache in der Stille des Apothekenlaboratoriums an. Von dieser Zeit ab (Otto N. Witt nennt das Jahr 1827) übernahmen die Hochschulen die theoretische Durchbildung des Apothekers. In Gießen wurden unter Liebigs Leitung die ersten staatlichen Universitätslaboratorien eröffnet, welche im Ablauf des 19. Jahrhunderts am Ausbau der modernen chemischen Wissenschaft den tätigsten Anteil nahmen.

Auf der anderen Seite war die oben geschilderte Wirksamkeit des Apothekers die Basis für die heutige pharmazeutische Fabrik. Die Umstände, die eine Abspaltung der Drogen-Grossohandlung von der alten Apotheke bewirkten, sind auch bei der Abspaltung der pharmazeutischen Fabrik von der Apotheke zu bemerken. Während bisher von der Apotheke nur Rohmaterialien bezogen wurden, die dann im eigenen Laboratorium zu Fertigfabrikaten, den Arzneien, umgearbeitet wurden, produzierten jetzt Apotheken vereinzelt über ihren eigenen Bedarf hinaus aufgeschlossene Rohmaterialien und Fertigfabrikate, die zunächst wieder nur im Nebenbetriebe an die Kollegenschaft abgegeben wurden. Hatten dann derartige Nebenbetriebe eine Ausdehnung erfahren, die ihre Existenz als Hauptbetrieb gewährleistete, so wurden sie häufig vom Mutterbetriebe losgelöst, um als selbständige pharmazeutische Fabrik weiterhin tätig zu sein. Die Tätigkeit der Kollegenschaft erfuhr, sofern sie von jenen Fabriken kaufte, eine neue Erleichterung. Sie erhielt aufgeschlossene Materialien, die die Herstellung von Fertigfabrikaten außerordentlich vereinfachte; die Lieferung von zahlreichen Fertigfabrikaten (Pillen, Pastillen, Kapseln usw.) machte eine fabrikatorische Tätigkeit des Apothekers für diese Präparate vollkommen überflüssig und überließ es der Apotheke nur, das Arzneimittel abzupacken, zu tektieren und für den Patienten zu signieren. Die Veränderungen, die der Apothekenbetrieb auf diese Weise in seiner inneren Struktur erfuhr, wirkten noch nicht nach außen hin. Der Patient deckte seinen Arzneibedarf auf Grund von Rezepten des Arztes, die mit genauen Einzelheiten die Bestandteile des Medikamentes aufführten. Je nachdem das Rezept spezielle Vorschriften oder eine für das betreffende Medikament allgemein übliche und stets gleichbleibende Anweisung gab, wurde die Verschreibung besonders bereitet oder den Beständen an Fertigfabrikaten entnommen, um dann in die gebrauchsmäßige Verpackung übergeführt zu werden. Somit erschienen Heilmittel, die mittelst Rezept verordnet, jedoch von der Apotheke nicht selbst angefertigt waren, vor den Augen des Konsumenten in nicht anderer äußerer Gestalt, als diejenigen, die vom Apotheker in allen Teilen selbst angefertigt waren. Alle Medikamente waren bei der Übergabe in den Verkehr in den — entsprechend dem Handbetriebe — einfachen Aufmachungen der jeweils in

Anspruch genommenen Apotheke; das große Publikum konnte noch keine Unterschiede hinsichtlich der Art der Herstellung machen.

Als Charakteristikum für die häufige Wandlung der Apotheke zur pharmazeutischen Fabrik sei an dieser Stelle einiges über die E. Merck'sche Fabrik in Darmstadt berichtet. Ein kurzer Abriß über die Geschichte der Merck'schen Engel-Apotheke (herausgegeben von Dr. E. A. Merck, Darmstadt, 1905) gibt folgende anschauliche Schilderung (S. 16/17): „... Hauptsächlich war es die Darstellung der Alkaloide, der Heinrich Emanuel Merck neben seiner regelmäßigen pharmazeutischen Tätigkeit mit Eifer oblag. Morphin stellte er bereits 1827 in größerer Menge dar und 1830 wurden seine Präparate auf der Pariser Weltausstellung prämiiert. Die Erweiterungen dieser Arbeiten führten nach und nach zur Gründung der chemischen Fabrik, nachdem seine im Jahre 1831 mit Professor Liebig in Gießen und Dr. Ph. L. Geiger in Heidelberg unternommenen Versuche zur Gründung eines Tauschvereines pharmazeutischer Artikel an zu schwacher Beteiligung der deutschen Apotheker gescheitert waren." Ein Merkblatt der gleichen Firma („Von der Apotheke zur chemischen Fabrik 1668—1912") spricht sich über die Weiterentwicklung der Fabrik in folgender Weise aus: „Andere Fabrikationszweige wurden ihr in der Mitte des vorigen Jahrhunderts angegliedert, hierunter die Bereitung rein pharmazeutischer Präparate, ferner zahlreicher Chemikalien für den pharmazeutisch-medizinischen Gebrauch."

Wie bereits angedeutet, setzte diese Fortentwicklung eines kleinen Teiles der deutschen Apotheken und die hierdurch bedingte Veränderung in der inneren Struktur des übrigen Teiles ungefähr um den Anfang des 19. Jahrhunderts ein; erst gegen Ausgang der 60er Jahre ist ein neuer Wendepunkt zu beobachten. Während die schnell vorwärtsstrebende pharmazeutische Industrie ihre Halb- und Fertigfabrikate bis dahin fast ausschließlich nur den Apotheken zur Verfügung gestellt hatte, fing sie jetzt an, ihre Materialien einer neuen Art von Fabriken, der sogenannten „Präparatenindustrie" oder der „kleinen chemischen Industrie", die als selbständige Betriebe, mehrfach jedoch unter Anlehnung an bestehende Drogen-Grossohandlungen, entstanden, zur Weiterverarbeitung zur Verfügung zu stellen. Dieser neue Zweig der pharmazeutischen Industrie schuf die moderne pharmazeutische Spezialität, d. h. gebrauchsfertige Medikamente jeglicher Art, die die Fabrikationsstätte in Konsumpackungen mit dem Warenzeichen und dem Namen der Fabrik verlassen und für deren Absatz die Fabrik durch eine umfassende Propaganda, vorwiegend in den Kreisen der letzten

Konsumenten, sorgt. Die beiden Prinzipien, welche hierin ihren Ausdruck finden, nämlich das der Konsumpackung, wie das der propagandistischen Konsumentenbearbeitung, sollten sich zu einer einschneidenden Wirkung auf die deutsche Apotheke gestalten, was in den nachfolgenden Abschnitten ausführlich zur Darstellung gelangen wird. Verstärkt wurde diese Auswirkung auf die Apotheken dadurch, daß sich die chemische Großindustrie, entgegen ihren bisherigen Gepflogenheiten, die beiden genannten Prinzipien der „Präparatenindustrie" in den letzten 15 Jahren ebenfalls zu eigen machte, wodurch die gesamte Spezialitätenindustrie auf Entwicklungsmöglichkeiten gewiesen worden ist, die ihr für die nächste Zukunft einen weiteren Aufstieg verheißen [1*]).

B. Die Entwicklung der kosmetischen Industrie.

Der kosmetische Zweig der chemischen Industrie blickt nicht auf eine so alte Tradition zurück, wie sie bei der pharmazeutischen Fabrik gezeigt werden konnte. Die Gründe sind darin zu suchen, daß Deutschland, im Gegensatz zu den romanischen Ländern, bis zu Anfang des 19. Jahrhunderts dem Luxus in kosmetischen Dingen wenig Beachtung beilegte. Die Fabrikation von Seifen war lange Zeit hindurch ausschließlich im Haushalte betrieben worden; sie wurde daher beschränkt auf die Herstellung von einfachen Gebrauchsseifen. Eine Wendung trat erst ein, als Chevreul 1812 seine Arbeiten über die Natur der Fette veröffentlichte und für die Bereitung von Seifen den sogenannten Verseifungsprozeß empfahl. Diese Theorie, nach welcher die Fabrikation noch heute arbeitet, verdrängte die bisherige Art der Seifensiederei und legte den Grund zu der modernen Seifenindustrie, welche, soweit bessere Hausseifen und feine Toiletteseifen in Frage kommen, das Prinzip der Konsumpackung und vielfach auch das der propagandistischen Bearbeitung der Konsumentenkreise unter Anlehnung an die Praxis der pharmazeutischen Spezialitätenindustrie in Anwendung brachte.

Der andere Teil der Kosmetik, die Parfümeriefabrikation, ist verhältnismäßig noch jüngeren Datums; bis zum Beginn des 18. Jahrhunderts war in Deutschland eine kaum nennenswerte gewerbliche Tätigkeit vorhanden. Eine Änderung trat ein, als durch italienische Parfümeure in Cöln die Fabrikation von Wohlgerüchen in Form des Kölnischen Wassers, welches sich heute unter dem Namen „Eau de Cologne" die Welt erobert

*) Diese Zahlen verweisen auf die Anmerkungen im Anhang.

hat, eingeführt wurde. Dieses Parfüm diente während des 18. Jahrhunderts fast ausschließlich zur Befriedigung des deutschen Bedarfes an Wohlgerüchen; seine Monopolstellung wurde ihm erst im Anfang des 19. Jahrhunderts genommen, als die bedeutend weiter vorgeschrittene kosmetische Industrie der südlichen Länder — besonders Frankreichs — in Deutschland zur Nachahmung anspornte. Die sich entwickelnde Industrie war anfänglich vollkommen in Abhängigkeit vom Ausland, welche sich nicht nur auf die Lieferung fast aller Ingredienzien zur Fabrikation, sondern auch auf die ganze Art der äußeren Aufmachung der Präparate erstreckte. Die deutsche Industrie befreite sich aus dieser abhängigen Lage erst, als es ihr gelang, durch chemische Methoden synthetisch Grundstoffe herzustellen, welche den südlichen Ländern, infolge des wärmeren Klimas, der Blütenreichtum ihrer Flora in natürlicher Form liefert. Indessen der deutschen Industrie genügten diese Erfolge nicht; auch natürliche Riechstoffe wollte sie selbst herstellen. Sie setzte dieses Bestreben während der letzten Jahrzehnte in der Weise durch, daß sie im Auslande wie auch im Inlande — besonders in der Umgebung von Leipzig — gewaltige Kulturanlagen schuf, welche beträchtliches Rohmaterial für natürliche Riechstoffe liefern. Schon frühzeitig hatte diese Industrie, entsprechend der Natur ihrer Präparate, das Prinzip der Konsumpackung angenommen. Die Erfolge, welche die pharmazeutische Spezialitätenindustrie mit dem Prinzip der Propaganda in Konsumentenkreisen hatte, lehrten die kosmetische Industrie in den letzten 25 Jahren auch dieses Prinzip aufzunehmen.

Um die Darstellung klarer zu gestalten, war es notwendig, die Seifen- und die Parfümerieindustrie als voneinander getrennt bestehend zu behandeln. In der Praxis ist jedoch meistens die Fabrikation von Toiletteseifen mit der von Parfümerieartikeln aller Art verbunden, welche beide ihrerseits neuerdings häufig an Fabriken für pharmazeutische Spezialitäten angegliedert sind [2]).

C. Die Systematik der pharmazeutischen und kosmetischen Spezialitäten.

Der nachfolgende Abschnitt ist der Gruppierung der pharmazeutischen und kosmetischen Spezialitäten vorbehalten. Für die pharmazeutische Spezialität stehen drei Möglichkeiten zur Verfügung: eine Systematik nach chemischen, therapeutischen oder handelstechnischen Gesichtspunkten; für die kosmetische dagegen nur deren zwei: eine Systematik nach chemischen oder handelstechnischen Gesichtspunkten, da die medizinische Wissenschaft das große Gebiet der Schönheitspflege bisher kaum in das Feld ihrer Betrachtungen gezogen hat. Von diesen Prinzipien wurden für den pharmazeutischen Teil das therapeutische und das handelstechnische, für den kosmetischen nur das handelstechnische ausgewählt.

Systematik der pharmazeutischen Spezialitäten.

Bevor die Gruppierung nach therapeutischen Gesichtspunkten gegeben wird, ist einiges über die Nutzung der Arzneistoffe zu sagen. Die medizinische Wissenschaft des frühen Mittelalters beschränkte sich im allgemeinen auf die Verwendung der Vegetabilien in Form von Tee. Erst mit der steigenden Entwicklung der Apothekerkunst wurden die Vegetabilien zu Extrakten, Dekokten, Essenzen . . . . umgearbeitet, um die in den Materialien enthaltenen wirksamen Heilkörper besser auszunutzen. Die pharmazeutische Fabrik des 19. Jahrhunderts ging zur Isolierung der wirksamen Bestandteile zahlreicher Drogen und damit zur Darstellung von reinen Chemikalien über, deren Wirkung durch pharmakologische Untersuchungen festgestellt wurde. Hierbei ergab es sich, daß reinste Alkaloide und Chemikalien oft nicht frei von unerwünschten Nebenwirkungen sind. Ihre Ausschaltung wurde in vielen Fällen durch eine Änderung der chemischen Struktur des Medizinalkörpers oder dadurch bewirkt, daß als „Krönung des Gebäudes" derselbe chemische Körper unabhängig von der Natur synthetisch dargestellt wurde. Auf diese Weise gelangte die Industrie zu vollkommen neuen chemischen Körpern, welche heute den Weltmarkt beherrschen und deren Entwicklung als noch nicht abgeschlossen zu bezeichnen ist. Für diese Arzneimittel gibt Rosenthaler (Neue Arzneimittel organischer Natur, Berlin, 1906) entsprechend ihrer *therapeutischen Verwendung* die nachstehende Systematik:

I. Anästhetika und Schlafmittel (Anästhesin, Isopral, Veronal . . .).
II. Antiseptika (Formalin, Kreosolpräparate, Azetylsalizylsäure . . .).
III. Fiebermittel (Antipyrin, Salipyrin . . .).
IV. Abführmittel (Purgen, Exodin . . .).
V. Diuretika und Gichtmittel (Diuretin, Piperazin . . .).
VI. Körper mit nicht einheitlicher Wirkung:
   1. Organische Ersatzpräparate anorganischer Körper.
   2. Alkaloidderivate und Alkaloide (Heroin, Yohimbin . . .).
   3. Filmaron.
   4. Künstliche Süßstoffe.

5. Nährpräparate (Somatose, Tropon, Plasmon . . .).
6. Salbengrundlagen (Wollfett . . .).
7. Organpräparate (Thyroidin . . .).
8. Heilsera und Bakterienpräparate [3]).

Die Gruppierung der pharmazeutischen Spezialitäten nach handelstechnischen Gesichtspunkten, wie sie nachstehend gegeben wird, ist nur als ein Versuch aufzufassen. Da die Beschaffenheit der außerordentlich großen Anzahl von Präparaten eine sehr verschiedene und da ferner ein und dasselbe Präparat einer bestimmten Produktionsstätte im Verkehr unter verschiedenen Formen [4]) erscheint, so muß davon abgesehen werden, eine Systematik nach Beschaffenheit oder Verkehrsform aufzustellen. Es müssen vielmehr Erscheinungen aufgesucht werden, die allen pharmazeutischen Spezialitäten mehr oder weniger eigen sind. Eine solche Erscheinung stellt das Prinzip der Propaganda in Konsumentenkreisen dar, welches bereits in den vorhergehenden Teilen erwähnt wurde und noch an anderer Stelle eine ausführliche Berücksichtigung finden wird. In diesem späteren Abschnitt wird darzulegen sein, daß die Propagandatätigkeit der Produzenten eines der wesentlichsten Merkmale der pharmazeutischen Spezialität ist und daß von den verschiedenen Arten der Propaganda die öffentliche Ankündigung für Industrie und Handel am bedeutungsvollsten ist. Diese öffentliche Propaganda ist nun bei der oft nicht harmlosen Natur der Präparate mit Rücksicht auf die Wohlfahrt im Wege der Gesetzgebung oder Verordnung — was ebenfalls später eingehend gezeigt wird — vom Staate vielfach verboten. Die Systematik unterscheidet daher zwei Gruppen entsprechend dem Nichtbestehen oder dem Bestehen eines solchen Verbotes und gibt gleichzeitig in den beiden Gruppen eine Auswahl der den beiden Gruppen zugehörenden Präparate:

I. Spezialitäten ohne staatliche Verbote hinsichtlich der öffentlichen Ankündigung:

Organisch-chemische Präparate mit spezifischem Medizinalcharakter.

Anorganisch-chemische Präparate mit spezifischem Medizinalcharakter.

Neuere Pflasterpräparate.

Medikamentöse Verbandstoffe.

Diätetische Präparate.

Organpräparate [5]).

Nebenprodukte der natürlichen Mineralwässer.

II. Spezialitäten mit staatlichen Verboten hinsichtlich der öffentlichen Ankündigung:
 Geheimmittel [6]).
 Sogenannte Reklamemittel.
 Antikonzeptionsmittel (chemischer Natur).

Systematik der kosmetischen Spezialitäten.

Weniger schwierig ist eine Systematik der Kosmetika nach handelstechnischen Gesichtspunkten, welche der nachstehenden Zusammenstellung vorbehalten ist; dieselbe wird gleichzeitig verbunden mit Anhaltspunkten über die Verwendungsarten:

I. Toiletteseifen:
 1. Waschseifen in fester und flüssiger Form, in Pulverform.
 2. Rasierseifen in fester Form, in Pulver- oder Pastenform.

II. Parfümerien:
 1. Parfümerien im engeren Sinne (Wohlgerüche):
  Parfüms in flüssiger und fester Form, in Pulverform.
  Räucherpräparate.
 2. Parfümerien im weiteren Sinne (Parfümerien zur äußeren Pflege des menschlichen Körpers):
  „Zahnpräparate" (Mundwässer, Pasten, Seifen, Pulver .....).
  „Hautpräparate" (Crêmes, Gelées, Puder, Schminken, Badeingredienzien, Alaunpräparate ....).
  „Haarpräparate" (Haarwässer, Haarfarben, Öle, Haarwaschmittel, Pomaden .....).
  „Nagelpräparate" (Wässer, Lacke, Pasten ......).

D. Die Propagandatätigkeit des Fabrikanten.

Die Reklame, welche heute alle Schichten von Industrie und Handel mehr oder weniger unablässig beschäftigt, verfolgt neben vielen anderen Zielen in ihrer neueren Entwicklung die Tendenz, zwischen der Produktionsstätte und dem schließlichen Verbraucher eine möglichst innige Verbindung herzustellen. Geschehen kann dies in der Form des sogenannten Fabrikhandels, d. h. die Anregung eines Bedarfes des Verbrauchers und die Befriedigung dieses Bedarfes erfolgt unter Ausschaltung jeglichen Zwischenhandels von ein und derselben Stelle, nämlich der Produktionsstätte; oder in der Weise, daß die Weckung eines Bedarfes des letzten

Konsumenten vom Produzenten ausgeht, während die Befriedigung dieses Bedarfes dem Zwischenhandel überlassen bleibt. Der Vorteil des Produzenten bei Anwendung des letzten Modus besteht in folgendem: Ist der Konsument durch die Tätigkeit des Produzenten erst einmal für ein bestimmtes Fabrikat gewonnen, so wird er im Bedarfsfalle danach streben, gerade dieses Produkt durch den Zwischenhandel zu erhalten, und den Zwischenhandel zwingen, das Geforderte im Einzelfall zu beschaffen oder dauernd auf Lager zu halten. Ein solcher Konsument leistet, ohne sich dessen bewußt zu sein, durch sein Verhalten dem Produzenten insofern einen außerordentlichen Dienst, als er ihm die Sorge um die Gewinnung des Zwischenhandels abnimmt oder doch wenigstens erleichtert. Vielfach wird es sich allerdings ereignen, daß der vom Fabrikanten inspirierte Käufer infolge der Geschicklichkeit des Verkäufers den Laden des Zwischenhändlers nicht mit dem Erzeugnis „seines Fabrikanten", sondern mit einem ähnlichen verläßt, an welchem für den Detailleur vielleicht ein größerer Nutzen bleibt. Die Überzeugungskraft des Fabrikanten ist mithin in diesem Falle nicht stark genug gewesen. In welcher Lage befindet sich nun die Industrie pharmazeutischer wie kosmetischer Spezialitäten, welche sich für ihre Vertriebstätigkeit fast ausschließlich des geschilderten Prinzips dem letzten Konsumenten gegenüber bedient. Von ihr kann gesagt werden, daß sie in der Mehrzahl der Fälle derartige Versuche des Zwischenhandels scheitern läßt. Die Einwirkung nämlich, die von dem Propagandamaterial des Fabrikanten — das von der Verwendung eines pharmazeutischen Präparates Linderung oder sogar Beseitigung eines Leidens, von der Verwendung einer kosmetischen Spezialität Milderung oder völlige Beseitigung von Schönheitsfehlern verspricht — auf die leidende oder verschönerungsbedürftige Menschheit ausgeht, ist ein so außerordentlicher Machtfaktor [7]), daß Widerstand gegen denselben recht schwierig ist. Wo auch immer es sich um Vertriebskunst handelt, an keiner Stelle trifft die Ansicht Matajas [8]): „Das letzte Wort der Vertriebskunst heißt Kundenpsychologie" mehr zu als hier. Auf der psychologischen Schwäche der Menschheit, auch denjenigen als Retter zu begrüßen, welcher dort, wo es sich um das innere oder äußere Wohlbefinden des menschlichen Körpers handelt, mit seinem Mittel oft vielleicht nur wenig Hilfe bietet, baut die genannte Industrie ihr Vertriebssystem auf. Gründlich muß sie die Psyche des leidenden Menschen studieren, wenn sie ihre eigene, stets gute Ansicht — womit an dieser Stelle kein versteckter Vorwurf gemacht werden soll — über ihr Präparat zu der des Patienten machen will. Ist ihr dies gelungen, so hat sie über den letzten Konsumenten hinweg den gesamten Zwischenhandel für die Zuteilung ihrer Produkte an die Verbraucher in ihrer Gewalt. Trotzdem unterlassen es die Fabrikanten der beiden Industrien aus Gründen der allgemeinen Geschäftspolitik nicht, ihre Propaganda auf den Zwischenhandel — und von diesem besonders auf die Detailleure — auszudehnen, oder sogar den Detailleur mit einer rein propagandistischen Tätigkeit in Konsumentenkreisen zu betrauen. — An diese Tätigkeit des Fabrikanten schließt sich außerdem eine rein orientierende Propaganda in den Kreisen der Berater des Konsumenten an, welche der Menschheit in Krankheitsfällen zur Seite stehen, sei es, daß es sich um Krankheiten des Menschen selbst oder um solche seiner Haustiere handelt. Diese Kreise, unter welche Ärzte, Zahnärzte, Dentisten, Hebammen, Tierärzte usw. zu zählen sind, werden in der Weise in die Propaganda einbezogen, daß sie durch dieselbe über die Vorgänge in der Spezialitätenindustrie auf dem Laufenden erhalten werden, um die in Konsumentenkreisen propagierten Präparate in geeigneten Fällen zu verordnen oder um Fragen der Klienten über ein Präparat gerecht werden zu können.

Aus diesen allgemeinen Betrachtungen über die verschiedenen Propagandaprinzipien ergibt sich für die Schilderung der Art und Weise, in der dieselben im Verkehrsleben ihren Ausdruck finden, die folgende Systematik:

I. Propaganda in den Kreisen der Konsumenten ohne Vermittlung des Detailleurs.
II. Propaganda in den Kreisen der Konsumenten mit Vermittlung des Detailleurs.
III. Propaganda in den Kreisen der Berater der Konsumenten.
IV. Propaganda in den Kreisen der Detailleure [9]).

Propaganda in den Kreisen der Konsumenten ohne Vermittlung des Detailleurs.

Die Industrie der pharmazeutischen und kosmetischen Spezialitäten hat, wenn sie mit ihrer Propaganda an den Verbraucher herantritt, zu berücksichtigen, daß sie ihm mit ihren Fabrikaten Neuheiten (im Sinne des Fabrikanten) bietet. Es ist daher oft schwer — wenn nicht unmöglich — im voraus zu beurteilen, welche Gattung von Konsumenten für ein Fabrikat in Frage kommt. Diese beiden Umstände veranlassen den Reklamer, sich an gewisse „Allgemeinheiten" zu wenden, welche beispielsweise von den Lesern einer Zeitung, einer Zeitschrift oder von den Passanten bestimmter Straßenzüge, bestimmter Bahnhöfe und von den Benutzern bestimmter Verkehrsmittel gebildet werden. Von diesen beiden Kategorien von „Allgemeinheiten" bevorzugen nun die vorliegenden Industrien die Welt der Zeitungsleser.

Die Bearbeitung derselben geschieht in dreifacher Form:

1. durch das Inserat.
2. durch die redaktionelle Notiz.
3. durch die Zeitungsbeilage.

Das Inserat: Von den beiden Formen des Inserats, des offenen und des versteckten, herrscht die Verwendung des offenen vor. Nur kleinere „Fabrikanten", die auf die Lieferungstätigkeit des Zwischenhandels verzichten, verwenden mit Vorliebe das versteckte Inserat, welches nach allgemeinen Angaben über ein Mittel eine weitere Aufklärung verspricht, die jedoch erst unter einer bestimmten Chiffre erbeten werden muß. Hinsichtlich des Inhalts der Inserate lassen sich zwei Grundprinzipien aufstellen: Verwertung von fremden Werturteilen oder ausschließliche Wiedergabe der Ansicht des Fabrikanten über sein Produkt. Jedes der beiden Prinzipien wird selten für sich allein verwendet; meist werden sie in einem Inserat kombiniert. Nur ganz vornehme Fabriken begnügen sich mit einer schlichten Aufklärung über ihr Präparat. Die fremden Werturteile resultieren aus den Kreisen derjenigen Konsumenten, welche ein Präparat mit mehr oder weniger Erfolg verwendet haben, oder aus den Kreisen der Berater der Konsumenten [10]) über die von ihnen gemachten Erfahrungen. — Zur Orientierung des Käufers wird häufig in den Text des Inserats eine Abbildung über die äußere Aufmachung oder die Verwendungsmöglichkeiten der Spezialität aufgenommen.

Die redaktionelle Notiz: Nach dem Inserat ist die redaktionelle Notiz oder das ihr ähnliche Inserat im direkten Anschluß an den redaktionellen Teil das wichtigste Propagandamittel im Rahmen des Zeitungs- und Zeitschriftenwesens. Das Wesen der redaktionellen Notiz beruht darin, daß der Leser, an den sie sich wendet, nicht bemerken soll, daß es sich überhaupt um eine Reklame handelt. Das Inserat im direkten Anschluß an den redaktionellen Teil ist meist räumlich sehr weit von dem eigentlichen Inseratenteil entfernt; es kann durch seinen engen Zusammenhang mit dem redaktionellen Teil leicht mit diesem identifiziert werden. So wichtig nun auch theoretisch die redaktionelle Reklame erscheinen mag, sie hat praktisch unter dem Druck der Bestrebungen nach „einer reinlichen Scheidung zwischen redaktionellem und Ankündigungsteil“ an Bedeutung sehr verloren. Die großen Tageszeitungen und Zeitschriften lehnen sie heute durchweg ab. An ihre Stelle ist daher die geschilderte, ihr ähnliche Art getreten. Die Formen, unter denen diese erscheint, sind außerordentlich mannigfaltige. Es muß daher von einer ausführlichen Darstellung abgesehen werden; nur einige Charakteristika können gegeben werden. Im Gegensatz zum Inserat im Anzeigenteil vermeidet sie es, das Reklameobjekt mit einzelnen Schlagwörtern zu kennzeichnen. Sie wird vielmehr in der Form eines längeren Berichtes gebracht, welcher oft die Länge und Form eines Feuilletons annimmt, oder welcher ein Rezept enthält. Der Druck erscheint vielfach in den Lettern des redaktionellen Teiles oder — der Raum- und damit der Kostenersparnis wegen — in entsprechend kleineren Lettern. Im übrigen gilt für die Ausgestaltung des Inhalts das unter dem Inserat Gesagte bis auf die erwähnte Rezeptform. Es hat den Anschein, als ob die Verwendung der letzteren immer mehr in Aufnahme kommt. Ein solches Inserat kündigt kein fertiges Präparat an, sondern gibt eine Anweisung, nach der sich der Konsument die Arznei oder das Kosmetikum mit Hilfe von mehreren Bestandteilen, von denen eins nur durch den Inserenten zu erhalten ist, vom Apotheker oder Drogisten anfertigen lassen oder gar selbst anfertigen kann. Wie die Erfahrung lehrt, sind mit solchen Annoncen bereits große Erfolge erzielt worden; sie erfordern jedoch für die Einführung von Neuheiten eine der Konsumentenpropaganda vorangehende, sehr sorgfältige Informationsreklame in den Kreisen der Detailleure, damit diese den Wünschen des Publikums um Anfertigung nach dem Rezepte nicht ratlos gegenüberstehen und in ihrer Verlegenheit nicht eine Bereitung abgeben, welche alle Bestandteile bis auf jenen enthält, auf den der Inserent als Fabrikant in seiner Anweisung so außerordentliches Gewicht legte.

Die Zeitungsbeilage: An dritter Stelle ist die Zeitungsbeilage zu erwähnen. Für sie gilt hinsichtlich der Ausgestaltung alles das, was bereits für die beiden anderen Formen der Zeitungsreklame dargestellt war. Infolge ihrer relativen Billigkeit ist es möglich, die Zeitungsbeilagen zu umfangreichen Flugschriften auszugestalten, deren Werbetätigkeit durch die ungekürzte Wiedergabe von fremden Werturteilen aller Art zu verstärken versucht wird. Um das Interesse des Konsumenten zu erhöhen, werden oft Gratisproben in Aussicht gestellt und zur Bequemlichkeit des Publikums Postkarten mit entsprechendem Vordruck beigelegt, so daß nur die Mühewaltung für die Namensunterzeichnung und Frankierung aufzuwenden ist. Inwieweit ein so erhaltenes Adressenmaterial für eine weitere, regelmäßige Bearbeitung des Anfragers ausgenützt wird, ist leider nicht bekannt. Der Zeitungsbeilage hinsichtlich der Kostenfrage und der Wirksamkeit gleichzustellen sind die Annoncenteile und Beilagen, welche von den Instituten für Journallesezirkel den einzelnen Journalmappen beigefügt werden. — Neben dieser Propaganda durch die Presse ist von Bedeutung die Reklame, welche sich an die Allgemeinheit der Straßenpassanten, der Fahrgäste der verschiedenen Verkehrsmittel u. a. m. wendet. Sie geschieht in den mannigfachen Formen des Plakats und wird wegen ihrer relativen Billigkeit von Fabriken bevorzugt, die nur wenige — oft nur einen einzigen — Artikel fabrizieren und bestrebt sind, hierin einen Massenabsatz zu erzielen; hierher sind hauptsächlich die Produzenten von Nährpräparaten, Desinfektionsmitteln und kosmetischen Spezialitäten zu zählen. — Die bisher besprochenen Reklamearten haben ein Gemeinsames: sie wenden sich an die Allgemeinheit; nur insoweit sie Gratismuster in Aussicht stellen, sind Möglichkeiten zur Überleitung auf eine weitere, direkte Informierung eines bestimmten Konsumenten zu beobachten. Vielfach geht jedoch die Industrie nicht diesen Umweg, sondern unternimmt von vornherein eine direkte schriftliche oder mündliche Bearbeitung des Verbrauchers. Ein unerläßliches Erfordernis zu ihrer Durchführung ist für pharmazeutische Präparate das Vorhandensein von Adressenmaterial, welches darüber orientiert, mit welchem oder mit welchen Leiden der Adressat behaftet ist. Sobald dieses Erfordernis nicht erfüllt wird, — und glücklicherweise ist dies für Deutschland fast ohne Einschränkung festzustellen [11]) — hat diese Art der Propaganda vor derjenigen, die sich an die Allgemeinheit wendet, nur den einen Vorzug voraus, daß sie weniger „flüchtig" ist. Dem Auge des Zeitungslesers kann ein Inserat, dem eiligen Passanten eine Straßenaffiche entgehen, die vielleicht von Wert für ihn sein könnte. Eine Schrift jedoch, die dem Konsumenten direkt durch die Post zugeht, muß geöffnet und auf ihre Beschaffenheit geprüft werden. In diesen beiden Tätigkeiten des Adressaten liegt ein gewisses Moment der Beharrung, auf welchem sich bei Verwendung dieser Propagandaart die Hoffnungen des Reklamers aufbauen. Bei dem bekannten Interesse der Menschheit für medizinische und kosmetische Dinge sieht sich der Fabrikant selten in seinen Hoffnungen getäuscht. Da ein geeignetes, spezielles Adressenmaterial fehlt, so ist diese Art der Propaganda nur geeignet für Präparate, die jedermann mehr oder weniger gebrauchen kann (z. B. Nährpräparate, Hustenmittel, Kosmetika . . .). Das Reklamematerial, welches aus einfachen Flugblättern oder Broschüren — für deren Inhalt wiederum das für das Inserat Geschilderte gilt — besteht, wird in meist verschlossenen Kuverts (oftmals zusammen mit kleinen Proben) an vermeintliche Konsumenten versandt, deren Namen die Adreßbücher liefern müssen. Je nach der Höhe des Detailpreises des propagierten Präparates werden Gegenden oder Stadtteile mit entsprechend wohlhabender Bevölkerung ausgewählt.

Eine ähnliche Auswahl muß getroffen werden, wenn eine Bearbeitung der letzten Konsumenten durch Propagandareisende unternommen werden soll. Die Tätigkeit dieser Art von Vertretern oder Vertreterinnen einer Fabrik besteht ebenfalls nur darin, auf den letzten Konsumenten rein informatorisch einzuwirken und ihn für den Bedarfsfall auf den Zwischenhandel hinzuweisen. Wie leicht erklärlich, ist eine derartige Reklame sehr kostspielig, ganz abgesehen von den vielen technischen Schwierigkeiten, die sich einer geregelten Durchführung entgegenstellen. Ihre Verwendung beschränkt sich auf einige wenige Arten von Spezialitäten, z. B. Antikonzeptionsmittel, Mittel gegen geschlechtliche Ansteckungen usw., für welche eine diskrete Propagierung erforderlich ist, da einer öffentlichen Reklame im großen Publikum gesetzliche Bestimmungen (StGB. § 184, Ziff. 3) entgegenstehen.

Den Beschluß dieses Abschnittes soll die Erwähnung einer Konsumentenreklame bilden, die den Vorzug großer Billigkeit hat und die trotzdem von der Industrie nicht genügend beachtet wird: das Beilegen von Orientierungsmaterial über neue Artikel einer Fabrik in die Packungen bereits eingeführter Präparate derselben Fabrik. Erfolge aus der Verwendung einer solchen Propaganda sind um so eher zu erwarten, da derjenige, in dessen Hände das Material über die Neuheit gelangt, durch seinen Kauf des eingeführten Artikels bereits in irgendwelchen Beziehungen zu dem Fabrikanten steht. Es ist hier indessen die Bemerkung nicht zu unterlassen, daß Fachkreise, denen diese Ausführungen vorgetragen wurden, Erfolge aus der Verwendung dieser Propagandaart als fraglich bezeichneten.

Propaganda in den Kreisen der Konsumenten mit Vermittlung des Detailleurs.

Die Formen, in denen diese Reklame auftritt, sind sehr mannigfaltig. Als die wichtigsten sind zu nennen: Zugabeartikel (Postkarten, Bilder,

Kalender . . .); Auslage und Abgabe von Broschüren; Einwickelpapiere; Schaufensterreklame; Plakatreklame; Rezeptkuverts mit Aufdruck.

Charakteristisch für diese Art der Propaganda ist es, daß der Detailleur eine Vermittlertätigkeit oft ausübt, ohne sich dessen vollkommen bewußt zu sein. Er verwendet beispielsweise das ihm zur Verfügung gestellte Einwickelpapier oder das Rezeptkuvert mit der Reklame eines Präparates in der Hauptsache, um seine eigenen Unkosten für Verpackungsmaterial zu verringern. Zur Jahreswende sieht es der Käufer gern, wenn er vom Detailleur einen Kalender erhält; die Beschaffung eines größeren Quantums erhöht jedoch die Geschäftsunkosten. Der Detailleur ist daher jedem dankbar, der ihm durch Gratislieferung diese Ausgabe abnimmt und verteilt willig Reklamekalender für Artikel, denen er sonst vielleicht nicht wohlgesinnt ist. Diese Beispiele lassen sich beliebig vermehren. Obgleich die wirtschaftlichen Zwecke, welche Fabrikant und Detailleur mit diesem Zusammenarbeiten verfolgen, oft völlig verschiedene sind, weiß die Industrie die Bedeutung dieser rein informatorischen Tätigkeit des Detailhandels zu schätzen.

Propaganda in den Kreisen der Berater der Konsumenten.

Im Gegensatz zur Konsumentenpropaganda ist die Propagierung in den Kreisen der Berater eine ausschließlich informatorische, die erst durch Verordnung oder Empfehlung seitens des Beraters zu einem Bezuge des Konsumenten führen soll. In der Hauptsache wird sie für pharmazeutische Spezialitäten und von den kosmetischen nur für solche gepflegt, welche in ihrer Verwendung auf der Grenze von Kosmetik und Medizin stehen. Die Durchführung geschieht mit denselben Mitteln, welche für die Bearbeitung des Konsumenten verwendet werden. Die Fachpresse der verschiedenen Beraterkategorien wird mit Inseraten belegt. — Im redaktionellen Teil der medizinischen Fachblätter stellen Ärzte der Kollegenschaft ihre am Krankenbett gemachten Erfahrungen über neue Präparate in Abhandlungen zur Verfügung. Solche Berichte [12]), die meist ohne irgendwelche Nebenabsichten aus rein wissenschaftlichem Interesse abgefaßt sind, dienen bei günstiger Beurteilung des Mittels wiederum unfreiwillig der Werbetätigkeit des Fabrikanten. — Die direkte schriftliche Informierung ist wesentlich leichter und erfolgversprechender, da ein sehr spezialisiertes Adressenmaterial über die einzelnen Kategorien der Berater zur Verfügung steht. Um die Wirkung des Orientierungsmateriales, welches aus Broschüren, Separatabdrucken von Originalartikeln in der Fachpresse usw.

besteht, zu verstärken, erfolgen gleichzeitig größere Mustersendungen zur Erprobung und Nachprüfung in der eigenen Praxis des jeweiligen Beraters. — Schließlich an letzter Stelle ist die mündliche Orientierung durch Propagandareisende anzuführen, welche besonders von denjenigen Fabriken gepflegt wird, die ausschließlich der wissenschaftlichen Bedeutung ihres Präparates vertrauen und daher auf eine Werbetätigkeit in Konsumentenkreisen verzichten.

Propaganda in den Kreisen der Detailleure.

Die Propagandatätigkeit, die der Fabrikant in den Kreisen der Detailleure entfaltet, ist zweifacher Natur. Einmal eine solche mit rein informatorischen Tendenzen, dann eine solche, welche bestrebt ist, die Information mit einem einmaligen oder fortlaufenden (Abschluß) Bezuge zu verbinden.

Zur Einführung von neuen pharmazeutischen wie kosmetischen Spezialitäten wird in der Regel nur die informatorische Reklame verwendet; sie soll nichts weiter bewirken, als daß der Detailleur von dem Erscheinen eines neuen Artikels auf dem Markte Kenntnis erhält. Häufig pflegen Fabrikanten bestimmte Detailleure in dem Reklamematerial, welches sich an die Konsumenten wendet, als Depositäre für eine Neuheit aufzuführen. Die Depotware, welche der Detailleur zur Befriedigung der ersten Nachfragen hereinnimmt, erfolgt meist in Konsignation. Sobald die Einführung von Erfolg begleitet ist und die Neuheit im Verkehr festen Fuß gefaßt hat, wird der Weg der rein informatorischen Tätigkeit im wesentlichen verlassen. Eine weitere Verwendung findet diese nur, soweit es sich um rein-medizinische Präparate handelt. Für pharmazeutische Präparate, die von Anfang an einen weniger rein-medizinischen Charakter besitzen oder während der Einführung einen populär zu nennenden Charakter angenommen haben, wird das Schwergewicht auf den Abschluß von Käufen des Detailhandels gelegt, deren Erledigung oft nicht vom Fabrikanten selbst vorgenommen, sondern dem Grossohandel überwiesen wird. Die kosmetische Spezialitätenindustrie hingegen gibt das rein informatorische Prinzip völlig auf und geht zu einer intensiven Verkaufstätigkeit über. Etwaige Aufträge über bedeutendere einmalige Bezüge oder Abschlüsse werden meist vom Fabrikanten selbst erledigt und nicht an den Grossohandel weitergegeben. — Zur Durchführung dieser Werbetätigkeiten werden alle die Mittel benutzt, welche bei früherer Gelegenheit bereits gekennzeichnet waren. Fachpresse und Korrespondenzverkehr kommen für eine überwiegend orientierende Bearbeitung in Frage; sobald die Verkaufstätigkeit im Vordergrunde steht, wird fast ausschließlich der mündliche Verkehr durch Reisende verwendet.

Propagandapolitik.

Um die drei Hauptarten der Propaganda, deren sich die beiden Industrien bedienen, in ihrem Wesen zu erfassen, war es notwendig, sie aus dem Organismus des Verkehrslebens loszulösen und jede für sich zu betrachten. Bei den einzelnen Kategorien war bereits gezeigt worden, mit welchen Mitteln sich die verschiedenen Reklameprinzipien auf den Verkehr auswirken und welche Taktik die Industrie bei der Auswahl der Mittel einschlägt. Diese Schilderungen bedürfen jetzt noch dahin einer Ergänzung, in welcher Weise die drei Prinzipien: Konsumenten-, Berater- und Detailleurpropaganda nebeneinander verwendet werden.

Die pharmazeutische Industrie beschäftigt sich einmal mit der Erzeugung von patentierten oder geschützten Rohmaterialien, welche vom letzten Gliede des Zwischenverkehrs, der Apotheke, zur Weiterverarbeitung benutzt werden. Diese Weiterverarbeitung vollzieht sich meist auf Verordnungen seitens des Arztes usw. hin, welch letztere aus sanitätspolizeilichen Gründen vielfach erst die Abgabe einer solchen Weiterverarbeitung, der Arznei, ermöglichen. Dem Konsumenten würde mithin die Kenntnis von dem Aufkommen derartiger Neuheiten außerordentlich wenig nützen. Der Fabrikant wird daher seine Propaganda auf die Kreise der Berater und des Zwischenhandels beschränken.

Werden von den Fabriken Medikamente in gebrauchsfertiger Form in den Verkehr gebracht, so ist zu unterscheiden, ob sie einen rein-medizinischen oder einen populär zu nennenden Charakter haben. Das rein-medizinische Präparat erfordert eine Konsultation und zur Abgabe durch die Apotheke vielfach eine besondere Verschreibung des Arztes. Wiederum könnte der Fabrikant aus dem Interesse des Konsumenten kaum irgendwelche Vorteile ziehen; er wird daher nur die beiden anderen Kreise in seine Werbetätigkeit einbeziehen. — Erst die weniger rein-medizinische Spezialität, die einen populären Charakter hat oder bekommen soll und die das Rückgrat der modernen pharmazeutischen Industrie bildet, ist dazu berufen, in den Konsumentenkreisen propagiert zu werden. Ihre Beschaffung ist für den Verbraucher meist nicht an eine Konsultation mit besonderer Verordnung gebunden; der Abgabe im Handverkauf stehen mithin keine Verbote entgegen. Der Impuls zu einem Kauf geht ferner nicht vom Berater aus, sondern muß vielmehr durch das unmittelbare Interesse des Konsumenten selbst bewirkt werden. Der Fabrikant legt daher das ganze Schwergewicht seiner Werbetätigkeit auf die Kreise der Verbraucher, erst in zweiter Linie werden die beiden anderen Kreise in die Propaganda mit einbezogen. Allgemeine Merkmale zur Unterscheidung dieser beiden Arten von pharmazeutischen Präparaten aufzustellen, ist außerordentlich schwierig [13]; es muß dies dem Einzelfall überlassen bleiben. Bestimmt wird der Charakter eines Medikamentes letztlich von der medizinischen Welt, deren Urteil jedoch vielfach von der Art und Weise abhängt, mit der ein Fabrikant sein Produkt in den Verkehr bringt: ob auf der breiten Basis der Konsumentenpropaganda oder nur über den Berater und den Zwischenhandel. Es sind somit auch diese Gesichtspunkte vom Produzenten bei der Wahl unter den ihm zur Verfügung stehenden Propagandaprinzipien ernstlich zu berücksichtigen.

Hierzu im Gegensatz hat es die kosmetische Industrie nicht notwendig, derartig sorgfältige Erwägungen anzustellen. Der Kosmetik fehlt der uneigennützige Berater, welcher der leidenden Menschheit zur Seite steht und der mit seinem Rat zu einem Bezuge kein eigenes wirtschaftliches Interesse an den tatsächlichen Bezug knüpft. Sie hat es nur mit dem Konsumenten und dem Zwischenhandel zu tun. Aus Verursachungen, die früher klargelegt wurden, wird sie das Hauptgewicht der Propaganda auf den Konsumenten legen; sie wird versuchen, durch ihn den Zwischenhandel zu gewinnen und diesen erst in letzter Linie in den Bereich ihrer Propaganda ziehen. Nur für Präparate, die gleichzeitig kosmetischen und medizinischen Zwecken dienen können, — es sind derartige im Verkehr — werden auch die Kreise der Berater mit Informationen zu belegen sein.

Propagandakosten.

Es ist außerordentlich schwierig, einwandfreie und in ihrem Endergebnis brauchbare Untersuchungen über die Kosten, welche die pharmazeutische und kosmetische Spezialitätenindustrie für die Propaganda aufwenden, anzustellen. Alle Firmen der beiden Industrien hüten ängstlich das Geheimnis, das ihr Reklamebudget bedeckt, und ermöglichen es nicht, eine Sichtung dieses wertvollen Materials vorzunehmen, um aus ihm festzustellen, welche Stellung der Posten „Propaganda" unter den Selbstkosten [14]) der Hauptgruppen der Spezialitäten (z. B. rein-medizinische Präparate, Nährmittel und Kosmetika) einnimmt. Die Ansichten, welche über die Höhe des Selbstkostenanteiles für Propaganda trotz des Fehlens von genauen Unterlagen umlaufen, sind als recht primitiv zu bezeichnen. Sie bauen sich meist auf gelegentliche Äußerungen erfolgreicher Fabrikanten auf, die jedoch fast stets nur absolute Zahlen nennen, die sich wiederum meist nur auf die öffentliche Ankündigung [15]) beziehen und welche die Ausgaben für vielleicht noch sonst unternommene Reklame unberücksichtigt lassen. Derartige Zahlen sind dann absolut oft recht hoch, jedoch, relativ gewertet, für eine jede gebrauchsfertige Packung nur klein.

Es dürfte für die Industrie nicht von Schaden sein, wenn sie aus ihrer Reserve ein wenig heraustreten und ihr Material der Forschung zur Verfügung stellen würde. Eine bedeutende Sektfirma Deutschlands, die ihre Erzeugnisse vornehmlich in Konsumentenkreisen propagiert, war wegen der angeblichen Höhe der Kosten für diese Propaganda recht lästigen Angriffen ausgesetzt und entschloß sich als Abwehr zur Veröffentlichung von Zahlen. Diese ergab das überraschende Resultat, daß auf dem Absatz einer Flasche (ca. 5 Mk. detail) noch nicht 5 Pfennig Propagandaspesen lasten. Für die beiden hier vorliegenden Industrien würden sich wahrscheinlich nicht derartig günstige Zahlen ergeben. Es kann dies gesagt werden auf Grund eigener Anschauung aus der Praxis, nach welcher ferner noch zu berichten ist, daß die pharmazeutischen wie die kosmetischen Spezialitäten nicht nur eingeführt, sondern vor allen Dingen durch eine ständige umfassende Reklame vor dem „Vergessenwerden" geschützt sein wollen. Ein Zurückgehen des Umsatzes ist selbst bei gut eingeführten und durchaus einwandfreien Präparaten sofort in dem Augenblick zu bemerken, wo die Reklametätigkeit nach der Einführung schwächer wird. Die Berücksichtigung dieses Umstandes seitens der Fabrikanten muß einen erhöhten und — im Gegensatz zu Industrien mit ähnlichen Vertriebsverhältnissen, deren Artikel jedoch nach der Einführung auch ohne weitere Reklame nicht so schnell vergessen werden — einen höheren Selbstkostenkoeffizienten für Propaganda zur Folge haben.

E. Die Konsumpackung.

Während sich der vorhergehende Abschnitt mit Betrachtungen darüber beschäftigte, wie die beiden Industrien die Propagierung für ihre fertigen Fabrikate unternehmen, sollen die nachfolgenden Ausführungen alles das schildern, was mit der gebrauchsfertigen Packung im Zusammenhange steht.

Schutz der Urheberrechte.

Die Urheberrechte, welche der Fabrikant an seinem Erzeugnis, an der Bezeichnung und an der Aufmachung hat, in der er es in den Verkehr bringt, werden durch vier Reichsgesetze geschützt. Praktisch kommen von diesen für die pharmazeutische und kosmetische Industrie nur drei in Frage: das Patentgesetz von 1891, das Gesetz zum Schutze der Warenbezeichnungen von 1894 und das Gesetz über das Urheberrecht an Mustern und Modellen von 1876.

Die Neuheit und Eigenart der Substanz eines Präparates ist nur in seltenen Fällen zu schützen. Im Interesse der Allgemeinheit versagt das Patentgesetz seinen Schutz Erfindungen von Nahrungs-, Genuß- und Arzneimitteln, sowie von Stoffen, welche auf chemischem Wege hergestellt werden, es sei denn, daß die Erfindung nicht ein bestimmtes Verfahren zur Herstellung der Gegenstände betrifft (Patentgesetz § 1, Abs. II). Hiernach ist nur das Bereitungsverfahren einer Neuheit patentfähig; die Neuheit ist praktisch durch ein solches Patent auf das Verfahren nur solange mitgeschützt, als nicht eine Konkurrenzfabrik dasselbe Präparat mit einem anderen, neuen Verfahren herstellt. Da nun die Anmeldung einer Bereitungsvorschrift zum Patentschutz die Preisgabe der Bereitung bedeutet, so verzichten die beiden Industrien meist auf den Patentschutz, sofern die Vorschriften von der Konkurrenz nur schwer zu rekonstruieren sind.

Wichtiger als der Schutz der Substanz ist für die beiden Industrien der Schutz der Bezeichnung eines neuen Präparates, welchen das Warenzeichengesetz gewährt. Die große Propaganda, die der Fabrikant in den benannten drei Kreisen macht, wird beherrscht von dem geschützten Warenzeichen, welches ursprünglich nur gedacht war zur unterscheidenden Kennzeichnung von Erzeugnissen derselben Warengattung, heute jedoch vielfach als Name eines neuen Präparates dient. Diese Entwicklung bringt es mit sich, daß bei pharmazeutischen Präparaten vielfach sogar zwei Namen zu unterscheiden sind: der wissenschaftliche, von der chemischen Natur hergeleitete, ungeschützte Name und der durch das Warenzeichengesetz geschützte sogenannte „Vulgärname", welcher durch die Propaganda in den Verkehr hinausgetragen wird.

Eine Vervollständigung erhält der Schutz der Urheberrechte schließlich durch das Musterschutzgesetz, welches einen Schutz der äußeren Aufmachung ermöglicht, in der ein Fabrikant sein Präparat auf den

Markt bringt. Das Gesetz kann die Packung in allen Teilen unter seinen Schutz stellen und giebt hiermit der Industrie die Möglichkeit, daß der Konsument ein bestimmtes Fabrikat nicht nur am Namen, sondern auch an der Charakteristik der (geschützten) Packung erkennt und von anderen (ähnlichen) unterscheiden lernt. Mit Hinsicht auf letztere Tatsache werden diese Gesetze, welche in erster Linie die Urheberschaft eines Produzenten schützen sollen, auch zu einem Schutze des Konsumenten [16]).

Festsetzung von Detailpreisen.

Soweit der Fabrikant seine Präparate in gebrauchsfertigen Konsumpackungen dem Verkehr übergibt, setzt er meistens für sie bestimmte Detailpreise fest, welche auf diese Weise eine einheitliche Preisgestaltung in der einen oder den verschiedenen Packungen eines bestimmten Präparates für ganz Deutschland ergeben. Es ist dieses Verfahren teilweise bedingt durch das Prinzip der Konsumentenpropaganda: das Reklamematerial soll dem Konsumenten auch ein genaues Bild über den Kostenpunkt der propagierten Artikel geben, was nur durch Normierung von Detailpreisen möglich ist; ferner verlangt dieses Prinzip, daß die Normierung für ein Präparat einheitlich für einen großen Distrikt ist, da beispielsweise die Inserate der Tageszeitungen die Kunde von einem Präparate nach den verschiedensten Teilen Deutschlands tragen können.

Die Höhe eines solchen Detailpreises hängt davon ab, ob das Präparat eine Monopolstellung einnimmt oder auf Konkurrenzpräparate Rücksicht nehmen muß. Die Preisberechnung muß in beiden Fällen außerordentlich vorsichtig sein, da es nach der Einführung recht schwer ist, einen jetzt allgemein bekannten Detailpreis zu erhöhen. Andererseits werden Kalkulationsfehler nicht ausbleiben, da die Ausgaben für Transport vom Produktions- zum Verbrauchsort und die Aufwendungen für Reklame entsprechend der mehr oder weniger großen Willigkeit der Konsumenten in den einzelnen Distrikten sehr verschieden sein können. Der Fabrikant von Monopolartikeln, denen ohnehin ganz allgemein die Tendenz nach hohen Abgabepreisen eigen ist, wird daher den Detailpreis eher ein wenig höher normieren, um so für Ausgaben, die bei der Einführung noch nicht in Erscheinung treten, gedeckt zu sein. Dieser Detailpreis eines Monopolartikels wird nun wiederum für die Konkurrenz häufig zum Standardpreis, dessen Einhaltung jedoch, nebenbei bemerkt, trotzdem oft von großen Enttäuschungen für die nachahmende Konkurrenz begleitet ist.

Aus diesen Erörterungen folgt, daß die Preise jeder einzelnen Gattung von Spezialitäten innerhalb einer solchen infolge der Anlehnung an Standardpreise vielfach übereinstimmend sein werden. Da sich jedoch der Standardpreis oft vom relativ hohen Monopolpreis ableitet, so ist die Ansicht nicht falsch, die da sagt, daß die Detailpreise der pharmazeutischen und kosmetischen Spezialitäten relativ höher seien als die für Fabrikate in sogenannter neutraler Aufmachung. Nicht richtig erscheint es indessen, mit dieser Ansicht den Vorwurf zu verbinden, daß der Ankauf von Spezialitäten infolge der höheren Detailpreise für den Konsumenten unvorteilhafter sei. Ein solcher Vorwurf berücksichtigt nicht die großen Vorteile, welche ein Konsument, der eine Spezialität als für sich wertvoll erprobt hat, aus der Möglichkeit herleiten kann, dieses Präparat durch die Konsumpackung in stets gleicher Beschaffenheit — einwandfreie Handhabung der Fabrik vorausgesetzt — zu stets gleichen Preisen durch den Zwischenhandel selbst im kleinsten Orte Deutschlands zu erhalten. Ein ähnliches, billigeres Präparat in neutraler Aufmachung wird sich für den Konsumenten nach seinem Urteil oft als nicht so wertvoll darstellen, wie die von ihm ausgeprobte Spezialität. Es ist daher wohl möglich, den etwas höheren Detailpreis als eine Art Prämie zu bezeichnen, die der Konsument für entsprechende Annehmlichkeiten zu zahlen hat.

In völlig anderer Weise greift die Festsetzung von Detailpreisen in den Geschäftsbetrieb des Detailhandels ein: sie nimmt ihm einen Teil seiner Bewegungsfreiheit. Bisher konnte der Detailleur entsprechend den Erfordernissen seines Betriebes den Detailpreis seiner Artikel jeweilig durch einen höheren oder niedrigeren Gewinnaufschlag auf die Selbstkosten variieren. Die Praxis der beiden Industrien bindet ihn indessen an den der Packung aufgedruckten Detailpreis zunächst als Maximum. Selbst wenn die Kalkulation des Detailleurs Selbstkosten ergibt, die mit dem vorgeschriebenen Detailpreis nicht in Einklang zu bringen sind, ist eine Erhöhung des aufgedruckten, dem Konsumenten allgemein bekannten Detailpreises nicht möglich. Jedoch auch als Minimum binden die beiden Industrien den Detailhandel an ihre Normierungen, da Unterbietungen nach den vorliegenden Erfahrungen zunächst den Zwischenhandel und schließlich den Produzenten außerordentlich schädigen. Anfänglich hatten die Fabrikanten nicht mit Unterbietungen zu kämpfen. Ausgang der 90er Jahre rissen jedoch die Warenhäuser besonders die kosmetischen Spezialitäten an sich, indem sie sie unter den festgesetzten und durch die Konsumentenreklame der Fabrikanten allgemein bekannten Detailpreisen als Lockartikel verkauften. Der Detailhandel folgte, um der damals heftig einsetzenden Konkurrenz der Warenhäuser begegnen zu können. Um jene Zeit mußten die beiden Industrien die ersten Schritte unternehmen, um Unterbietungen zu verhindern. Eine Reihe von Fabriken machte den Bezug ihrer Präparate von der Unterzeichnung von Reversen abhängig, die für den Unterbietungsfall Vertragsstrafen festsetzten. Dieses Verfahren, welches unter Mithilfe der Grossisten durchgeführt wurde und dessen Kontrolle für alle Teile sehr umständlich war, führte in dem Bereich des Detailkleinhandels zum gewünschten Erfolg. Die Warenhäuser unterwarfen sich indessen nicht dem Reverszwang; sie verzichteten auf den direkten Bezug vom Fabrikanten oder auf den Bezug durch den regulären Grossohandel und verschafften sich auf den mannigfaltigsten Umwegen Ware, die ihnen infolgedessen oft sehr teuer zu stehen kam und die trotzdem von ihnen unter den normalen Detailpreisen zur Anlockung verkauft wurde. Der an sich durch die Warenhäuser hart bedrängte Detailhandel bestürmte um Abhilfe die Fabriken, welche jedoch — da nicht geeint — der Macht der Warenhäuser ohnmächtig gegenüberstanden. Prozesse gegenüber den Warenhäusern waren nutzlos, da die Judikatur des Reichsgerichtes die Bestimmungen des Musterschutzgesetzes ohne besondere vertragliche Abmachungen nicht auf die Innehaltung der den Packungen aufgedruckten Detailpreise ausdehnte. Das Treiben der Warenhäuser war nur durch ein solidarisches Zusammengehen der beiden Industrien auf diesem Gebiete zu bekämpfen. Das Jahr 1903 brachte diesen Zusammenschluß durch die Gründung des „Verbandes der Fabrikanten für Markenartikel“ (kurz „Markenverband“ genannt) in Berlin, der Ende 1912 172 der führenden Firmen dieser und verwandter Industrien vereinte. Der Verband verließ völlig das umständliche Reverssystem und setzte an dessen Stelle den Boykott, dessen Anwendung von den höchsten Gerichten für die Erzwingung der Innehaltung der vorgeschriebenen Detailpreise gebilligt wurde. Das neue System wird in der Weise durchgeführt, daß der Grossohandel seine Abnehmer zur Einhaltung der festgesetzten Detailpreise anhalten muß. Werden dem Verbande Unterbietungen gemeldet, so wird der betreffende Detailleur zunächst mehrmals verwarnt; sind diese Verwarnungen fruchtlos, so erfolgt die Sperrung dieses Detailleurs für den Bezug sämtlicher Waren, deren Produzenten Mitglieder des Verbandes sind. Ein Boykott wird durchgeführt durch laufende Berichte über gesperrte Firmen an die Grossisten, welche sich ebenfalls der Aussperrung aussetzen, wenn sie trotz der Benachrichtigung weiterliefern.

Bei der Bedeutung, welche die Artikel der Verbandsmitglieder heute besitzen, ist es für den Kleindetailhandel eine Lebensfrage, ob er in der Lage ist, diese Artikel zu liefern. Die gleiche Einsicht kam auch allmählich den Warenhäusern, denen der Bezug auf Umwegen durch die neuen Maßnahmen fast unmöglich wurde. Die Durchsicht der Listen liefert den Nachweis, daß Übertretungen bei der großen Zahl der Detailhändler und Warenhäuser heute als selten zu bezeichnen sind. Die Unterschrift von Reversen mit Vertragsstrafen wird jetzt nur noch dann verlangt, wenn eine ausgesperrte Firma wieder zum Bezuge zugelassen werden will; außerdem noch in einigen besonderen Fällen. Die Tätigkeit des Markenverbandes ist mit der Regelung der Detailpreisfrage noch nicht erschöpft. Analog dem Detailhandel hält er durch seine Organisation auch den Grossohandel an, die vorgeschriebenen Preise bei der Lieferung an die Detailleure innezuhalten; ferner regelt er die Durchführung von Exportverboten für die deutschen Packungen einzelner seiner Mitglieder und anderes mehr.

Nur einige bedeutendere Firmen haben am Reverssystem außerhalb des Markenverbandes festgehalten, und dies sehr zum Leidwesen des Grossohandels wegen der damit verbundenen umständlichen Kontrolle der Abnehmer. Eine Firma dieser Außenseiter geht in der Sorge um den Absatz ihres Hauptartikels sogar so weit, daß sie von den Grossisten regelmäßige Aufstellungen verlangt, aus denen genau ersichtlich sein muß, an welche Detailhändler und wieviel an dieselben geliefert worden ist. Es ist unbekannt geblieben, ob diese Listen nur zur Kontrolle darüber dienen sollen, daß auch tatsächlich nur an Reversunterzeichner geliefert ist oder ob an Hand derselben festgestellt werden soll, wie die Konsumentenpropaganda in den verschiedenen Distrikten gewirkt hat und wo sie vielleicht zur Hebung des Konsumes einer Verstärkung bedarf. Für ihre Mühewaltung erhalten die Grossisten einen besonderen Diskont auf die jeweiligen Abnahmen. Abgesehen von diesen Einzelfällen verhält sich der Grossohandel neuen Wünschen gegenüber ablehnend, welche auf Unterstützung für die Durchführung eines Reverssystems hinzielen, und verweist die Petenten auf den Beitritt zum Markenverband.

F. Die rechtlichen Einschränkungen der Propagandatätigkeit.

Wegen der großen Gefahren, die eine kritiklose Verwendung von Heilmitteln für die allgemeine Wohlfahrt zur Folge haben kann, ist der gesamte Heilmittelverkehr von jeher Gegenstand der Aufmerksamkeit und der Regelung der staatlichen Organe gewesen. Die Kosmetik ist in diese Regelungen stets nur insoweit einbezogen worden, als die Verwendung von kosmetischen Präparaten einen ausgesprochen medizinischen Charakter annimmt; derartige Fälle sind jedoch relativ selten. Es werden sich daher die nachfolgenden Erörterungen stets nur auf pharmazeutische Präparate beziehen.

Die Regelungen des Staates können auf dem langen Wege, den ein Präparat vom Produzenten bis zum schließlichen Verbraucher durchlaufen muß, an zwei Punkten mit ganz besonderer Wirksamkeit eingreifen. Einmal dort, wo das letzte Glied des Zwischenhandels ein Produkt an den Konsumenten übergibt; durch Maßnahmen des Staates bietet sich hier die Möglichkeit, die Abgabe eines Mittels je nach seinem Charakter zu erschweren oder zu erleichtern. Derartige Erschwerungen — die in großem Umfange durchgeführt sind — machen sich wirtschaftlich zunächst nur bei dem letzten Gliede des Zwischenhandels bemerkbar; die Produktionsstätte treffen sie erst empfindlich in dem Augenblick, wo ihr gleichzeitig die Propagandatätigkeit für ihre Produkte durch staatliche Maßregeln erschwert oder sogar völlig unmöglich gemacht wird. Im Hinblick auf die geschilderte relative Bedeutungslosigkeit des Zwischenhandels als Anreger für den Verbrauch von pharmazeutischen Spezialitäten werden sich solche Vorkehrungen des Staates wirksam nur gegen die Propagandatätigkeit des Produzenten in den Kreisen der letzten Konsumenten richten; sie berühren dann gleichsam — wenn der Ausdruck gestattet ist — die „Achillesferse“ des Produzenten. Von den früher behandelten verschiedenen Arten der Konsumentenpropaganda ist für den Produzenten die die wichtigste, welche sich an das große Publikum wendet. Diese birgt jedoch gleichzeitig — hier nur vom Standpunkte der staatlichen Organe aus gesehen — vielfach Möglichkeiten für die Gefährdung der öffentlichen Wohlfahrt. Es bezieht sich die Regelung des Staates daher ausschließlich auf die öffentliche Ankündigung des Fabrikanten, welche — nach einem Urteil des Kammergerichts — vorliegt, „wenn jemand bewirkt, daß eine Mitteilung zur Kenntnis eines größeren, nach Zahl und Art nicht bestimmt begrenzten Personenkreises gelangt“. Entsprechend der staatsrechtlichen Struktur des Deutschen Reiches sind reichsrechtliche und landesrechtliche Maßnahmen zu unterscheiden.

Reichsrechtliche Einschränkungen.

Die Einteilung der pharmazeutischen Spezialitäten nach handelstechnischen Gesichtspunkten (S. 9) unterschied in der Gruppe II (Spezialitäten mit staatlichen Verboten hinsichtlich der öffentlichen Ankündigung) zwischen: Geheimmitteln, Reklamemitteln und Antikonzeptionsmitteln. Diese Reihenfolge soll auch für die Betrachtung der reichsrechtlichen Einschränkungen beibehalten werden.

Geheimmittel: Die Geheimmittelfrage, in deren Mittelpunkt die öffentliche Ankündigung steht, hat durch die Gesetzgebung des Reiches bisher noch keine Regelung erfahren. Eine Erwähnung finden die Geheimmittel nur in zwei Reichsgesetzen. Die Gewerbeordnung § 56, Ziff. 9 enthält ein Verbot des Ankaufes oder Feilhaltens im Umherziehen von Geheimmitteln mit einer Strafandrohung im § 148, Ziff. 7a; der Zolltarif von 1902 (in Kraft seit 1906) legt in Tarifnummer 389 einen Zoll von 500 Mk. für Geheimmittel fest. Beide Gesetze sind für die deutsche Industrie der pharmazeutischen und kosmetischen Spezialitäten hinsichtlich der Geheimmittel an sich nicht von Bedeutung; sie hätten es aber sein können, wenn sie im Text eine Definition für den Begriff: „Geheimmittel" festgelegt hätten. Eine solche ist dem Ermessen der Gerichte bzw. der Zollverwaltung überlassen. Die Interessen der Allgemeinheit, welche infolge einer öffentlichen Reklame für Arzneimittel (Geheimmittel mit einbegriffen) verletzt werden, können nur nachträglich öffentlich-rechtlich durch das Reichsstrafgesetz und das Gesetz gegen den unlauteren Wettbewerb, zivilrechtlich durch das Bürgerliche Gesetzbuch geschützt werden. Eine Verwendung dieser drei Möglichkeiten findet indessen relativ selten statt.

Reklamemittel: Der Begriff des Reklamemittels ist der Reichsgesetzgebung völlig unbekannt; die Materie findet nur vereinzelt eine landesrechtliche Regelung.

Antikonzeptionsmittel: Die Antikonzeptionsmittel, welche unter den Oberbegriff der „Gegenstände, die zum unzüchtigen Gebrauch bestimmt sind", fallen und welche, soweit sie chemischer Natur sind, oft den pharmazeutischen Spezialitäten zuzurechnen sind, erhalten durch das Reichsstrafgesetz § 184, Ziff. 4 eine Regelung. Die Abgabe derartiger Mittel ist hiernach frei, jedoch die Ausstellung, Anpreisung oder Ankündigung dem Publikum gegenüber, d. h. „einer nicht durch ein erkennbares Band zusammengehaltenen, sondern vom Zufall bestimmten und an sich durch eigentümliche Merkmale unterschiedenen Mehrheit von Menschen" (RG. **38**, 202; **34**, 81), ist verboten.

Landesrechtliche Einschränkungen.

Im Gegensatz zu der Zurückhaltung der gesetzgeberischen Faktoren im Reich gegenüber der Materie der Geheimmittel und Reklamemittel haben die Regierungen der Einzelstaaten von jeher auf dem Wege der Verordnung — nicht durch Landesgesetze — Regelungen versucht.

G e h e i m m i t t e l: Die Auffassung über den Begriff „Geheimmittel", der den Verordnungen zugrunde liegt, hat im Laufe der Zeiten mehrfache Änderungen erfahren. So verstand in Preußen das Medizinaledikt des älteren Rechtes unter Geheimmitteln (Arcana) alle diejenigen pharmazeutischen Rohstoffe und Zubereitungen, welche noch nicht in das Arzneimittelverzeichnis aufgenommen waren, jedoch bereits Eingang in die medizinische Wissenschaft gefunden hatten; die Bezeichnung eines Präparates als Geheimmittel stellte sich hiernach noch als eine Art Ehrentitel dar. Bald verlor jedoch der Begriff „Geheimmittel" diese Charakterisierung. Die späteren preußischen Verordnungen verstanden unter „Geheimmittel" solche, deren Natur, d. h. die Bestandteile und quantitative Zusammensetzung, dem Publikum verheimlicht oder durch die Form der Ankündigung nicht vollständig klargelegt wurde. Auf diese Weise war es möglich, daß noch 1899 ein Mittel von Ruf, die Eisensomatose, vom Reichsgericht durch Urteil vom 23. März [17]) mangels ausreichender Angaben über die Bestandteile und Zusammensetzung den Geheimmitteln zugerechnet werden mußte, und so der öffentlichen Ankündigung entzogen wurde. Ähnliche frühere Urteile höchster Instanzen hatten bereits einen Sturm in der aufstrebenden pharmazeutischen Spezialitätenindustrie wie in der Presse entfesselt, die Nachteile für das Inseratengeschäft befürchtete. Der Bundesrat legte daher in den Jahren 1898 und 1900 dem Reichstag Vorschriftenentwürfe vor, die jedoch allseitig gemißbilligt und infolgedessen zurückgezogen wurden. Trotz dieser Mißerfolge blieb der Bundesrat nicht untätig. Er verzichtete auf die Mitarbeit des Reichstages und versuchte eine gewisse einheitliche Regelung der Materie für das ganze Reichsgebiet in der Weise zu erreichen, daß er durch Beschluß vom 23. Mai 1903 an die Regierungen der Einzelstaaten mit dem Ersuchen herantrat, gleichförmige landesrechtliche Bestimmungen, soweit nicht bereits strengere Bestimmungen bestehen, nach einem Vorbild des Bundesrates zu erlassen. Das Vorbild besteht nur aus einigen Paragraphen und gibt wiederum keine Definition des Begriffes: „Geheimmittel“. Statt dessen gibt der Entwurf in zwei demselben beigefügten Listen (A und B) die namentliche Aufführung von 95 Präparaten, von denen im § 1 nicht gesagt ist, daß sie alle als Geheimmittel anzusehen sind; der Entwurf spricht vielmehr von den 95 Präparaten als „Geheimmitteln und ähnlichen Arzneimitteln“. Für diese „Listenpräparate“ besteht nach § 4 das Verbot der öffentlichen Ankündigung oder Anpreisung. Der Entwurf traf indessen nicht allein den Produzenten. Die Abgabe der Medikamente wurde auf die Apotheken beschränkt und mehrfach an schriftliche, ärztliche Anweisungen gebunden. Im Laufe des Jahres 1904 kamen alle Einzelstaaten dem Ersuchen des Bundesrates nach, indem ungefähr zweihundert Polizeiverordnungen geschaffen wurden, die alle fast wörtlich mit dem Muster des Bundesrates übereinstimmen. Was Preußen betrifft, so hatten 1904 alle Provinzen bis auf Hessen-Nassau die gleichen Polizeiverordnungen. Die Industrie war mit dieser Lösung der Geheimmittelfrage im allgemeinen einverstanden mit Ausnahme der Fabrikanten, deren Präparate auf den beiden „schwarzen“ Listen standen. Zur Abwehr änderten mehrere der letzteren die Namen ihres Präparates ein wenig ab und ließen die öffentliche Ankündigung für ihr bisheriges Präparat, dessen Zusammensetzung und Bereitungsweise beibehalten wurde, unter dem neuen Namen vornehmen. Andere inserierten nicht das Medikament, sondern teilten durch Annoncen mit, daß an Interessenten auf Verlangen besondere Aufklärungsschriften gesandt würden. Derartige Umgehungsversuche veranlaßten den Bundesrat am 27. Juni 1907, eine Ergänzung der vorbildlichen Bestimmungen vorzunehmen, welche er sich 1903, um die Einheitlichkeit zu wahren, ausdrücklich vorbehalten hatte. Hiernach erhielten § 1 und § 4 folgende Zusätze:

§ 1. ....„Die Anwendung der nachstehenden Vorschriften wird dadurch nicht ausgeschlossen, daß die Bezeichnung bei im wesentlichen gleicher Zusammensetzung geändert wird.“

§ 4. ......„Der öffentlichen Ankündigung oder Anpreisung steht es gleich, wenn in öffentlichen Ankündigungen auf Druckschriften oder sonstige Mitteilungen verwiesen wird, welche eine Anpreisung der Mittel enthalten.“

Gleichzeitig nahm der Bundesrat eine Revision der beiden Listen vor und führte weitere 58 Mittel namentlich in denselben auf, so daß seitdem bis heute 153 Medikamente von der öffentlichen Ankündigung ausgeschlossen sind. Die Landesregierungen ließen 1907/08 entweder die alten Verordnungen aufheben und durch neue, welche im Text die Ergänzungen des Bundesrates enthalten, ersetzen, oder sie behielten die alten von 1903/04 bei und schufen für die Ergänzungen neue Verordnungen. In Preußen wurden beide Wege beschritten, die jedoch sachlich denselben Zustand herbeiführten; nur für drei Provinzen: Schlesien, Hannover und Hessen-Nassau (Stand vom Ende 1910) bestehen kleine Abweichungen.

Der Zustand der Verordnungen von 1907/08 ist noch heute maßgebend. Es ergibt sich aus ihm für die Industrie die folgende Zusammenfassung: Die Geheimmittelfrage ist weder reichsrechtlich, noch landesrechtlich erschöpfend gelöst, da bestehende Gesetze und Verordnungen keine Definition des Begriffes: „Geheimmittel“ enthalten. Das Reich überläßt eine vorläufige Regelung den Einzelstaaten und beschränkt sich darauf, diesen unverbindliche Direktiven zu geben. Nach diesen besteht für jedes neue Arzneipräparat zunächst völlige Bewegungsfreiheit, vor allem die uneingeschränkte Möglichkeit der öffentlichen Ankündigung[18]). Hat ein Präparat nach der Einführung Erscheinungen zur Folge, die nach Ansicht der den Bundesrat beratenden Sachverständigen von Schaden für die allgemeine Wohlfahrt sind, so tritt der Bundesrat aus seiner abwartenden Haltung heraus und setzt ein derartiges Präparat auf eine der beiden „schwarzen“ Listen. Solche Ergänzungen finden jedoch nur in langen Intervallen statt, so daß für eine Neuheit eine gewisse Karenzzeit besteht. Über die Grundsätze, nach denen sich die Sachverständigen des Bundesrates ihr Urteil bilden, ist nur soviel bekannt, daß auf die Listen nie die folgenden Gruppen von Medikamenten kommen können:

I. Substanzen und Zubereitungen des Deutschen Arzneibuches und ausländischer Pharmakopöen.

II. Substanzen und Zubereitungen außerhalb der Pharmakopöen, die aber Eingang in die medizinische Wissenschaft gefunden haben.

III. Nährmittel, Desinfektionsmittel und Kosmetika, soweit letztere nicht in das Gebiet der rein-medizinischen Verwendung übergreifen.

Aus dieser Zusammenstellung ergibt sich, daß die kosmetische Industrie und die aufstrebende Industrie der Nährmittel kaum zu befürchten haben, daß ihre Präparate mit dem Odium des Geheimmittels belastet werden.

Die Gültigkeit der zahlreichen Polizeiverordnungen nach dem Vorbilde des Bundesrates ist vielfach angefochten worden. Die Angriffe stützen sich darauf, daß die Verbote der öffentlichen Ankündigung in das Reichspreßgesetz eingriffen, dessen Bestimmungen nur durch ein Reichsgesetz und nicht durch Polizeiverordnungen geändert werden können. Die Judikatur des Kammergerichtes hat sich dieser Ansicht nicht angeschlossen, indem sie mit Recht darauf hinweist, daß eine öffentliche Ankündigung notwendigerweise nicht stets durch die Presse zu geschehen hat. Die Verordnungen richten sich somit nicht gegen einen Spezialfall von öffentlicher Ankündigung — die Pressereklame —, sondern ganz allgemein gegen jede Art von öffentlicher Ankündigung, zu deren Regelung die Polizeiorgane in Preußen ihre Befugnis zu Recht aus dem Gesetz über die Polizeiverwaltung von 1850 und das Gesetz über die allgemeine Landesverwaltung von 1883 ableiten. — Trotzdem auf diese Weise die Maßnahmen des Bundesrates und die Verordnungen der einzelnen Bundesregierungen von den höheren Gerichtsinstanzen nicht negiert wurden, empfand es die Reichsleitung dennoch als wünschenswert, die Geheimmittelfrage durch die Reichsgesetzgebung völlig einheitlich zu gestalten. Es wurden dem Reichstag 1907/08 und 1910 entsprechende Gesetzentwürfe unterbreitet, nach deren Bestimmungen nicht nur die öffentliche Ankündigung für bestimmte Mittel verboten, sondern auch der Verkehr in denselben beschränkt oder sogar völlig untersagt werden konnte. Beide Entwürfe wurden indessen nicht Gesetz, da sie vom Reichstag unter dem Druck von Industrie und Presse abgelehnt wurden. Da die Regierung in der Zwischenzeit keine neuen Entwürfe eingebracht und ferner keine Ergänzung der Listen von 1907/08 vorgenommen hat, so besteht heute noch der geschilderte Rechtszustand von 1907/08.

Zu erwähnen ist noch, daß sich die Firmen, deren Präparate auf den beiden Listen stehen, mit ihrem Geschick in der Weise abgefunden haben, daß sie für die Propagierung die Wege einschlugen, die auf eine direkte Bearbeitung der Konsumenten zielen. Obwohl diese Wege, wie die früheren Erörterungen gezeigt haben, bei weitem umständlicher sind, und nie die kaufmännischen Erfolge bringen wie eine öffentliche Reklame, sind die betreffenden Präparate noch immer auf dem Markte, wenn auch nicht in dem bisherigen Umfange. — Nicht berührt werden durch die obigen Polizeiverordnungen die Ankündigungen seitens der Fabrikanten in den Blättern der beteiligten Fachkreise.

Reklamemittel: Die Materie der sogenannten Reklamemittel, welche für die große Industrie nur von geringer Bedeutung ist, wurde erst durch preußische Polizeiverordnungen geschaffen. Diese Verordnungen richteten sich Anfang der 90er Jahre gegen die Kurpfuscher, denen die öffentliche Ankündigung ihrer Tätigkeit wie ihrer Präparate, soweit dieselbe prahlerische Versprechungen enthielt oder geeignet war, das Publikum zu täuschen, verboten wurde. Der Erlaß des Kultusministers vom 28. Juni 1902, auf den hin die Kurpfuscherverordnungen erlassen wurden, erfuhr jedoch von den nachgeordneten Behörden eine verschiedenartige Interpretation. So geschah es, daß sich manche Polizeiverordnung schon allein aus der Fassung der Überschrift nicht nur gegen Präparate der gewerbsmäßigen Kurpfuscher, sondern ganz allgemein auch gegen Medikamente wandte, die in der gekennzeichneten Weise öffentlich propagiert werden. Da der ministerielle Erlaß eine solche Ausdehnung auf die Industrie nicht beabsichtigt hatte, so erging am 7. April 1903 ein entsprechendes Aufklärungsschreiben an die Regierungspräsidenten, welches indessen nur teilweis beachtet wurde.

Obwohl nach diesen Polizeiverordnungen Möglichkeiten für eine Beschränkung der öffentlichen Reklametätigkeit der pharmazeutischen Industrie vorhanden sind, so ist es dennoch nicht notwendig, die Angelegenheit hier ausführlicher zu behandeln, da nur wenige Bezirke in Preußen in Frage kommen.

G. Die rechtlichen Einschränkungen hinsichtlich der Konsumpackung.

Die Ausgestaltung der Konsumpackung für pharmazeutische und kosmetische Spezialitäten unterliegt insoweit dem freien Ermessen des Fabrikanten, als sie nicht Rechte berührt, welche durch das Warenzeichen- und Musterschutzgesetz bereits einem Produzenten geschützt sind. — Eine Ausnahmestellung nehmen wiederum nur die Geheimmittel ein, d. h. die Präparate, die auf den beiden Listen der Polizeiverordnungen von 1907/08 (bzw. 1903/04) aufgeführt sind. Für diese gelten nicht nur die allgemeinen Einschränkungen, die sich aus der Anwendung der beiden obigen Reichsgesetze ergeben, sondern der § 2 der Polizeiverordnungen von 1907/08 (bzw. 1903/04) gibt besondere Normativbestimmungen für die Gefäße und äußeren Umhüllungen der Medikamente. Der betreffende Paragraph lautet:

§ 2. „Die Gefäße und die äußeren Umhüllungen, in denen diese Mittel abgegeben werden, müssen mit einer Inschrift versehen sein, welche den Namen des Mittels und den Namen oder die Firma des Verfertigers deutlich ersehen läßt. Außerdem muß die Inschrift auf den Gefäßen oder den äußeren Umhüllungen den Namen oder die Firma des Geschäftes, in dem das Mittel verabfolgt wird, und die Höhe des Abgabepreises enthalten; diese Bestimmung findet auf den Großhandel keine Anwendung.

Es ist verboten, auf den Gefäßen oder äußeren Umhüllungen, in denen ein solches Mittel abgegeben wird, Anpreisungen, insbesondere Empfehlungen, Bestätigungen von Heilerfolgen, gutachtliche Äußerungen oder Danksagungen, in denen dem Mittel eine Heilwirkung oder Schutzwirkung zugeschrieben wird, anzubringen oder solche Anpreisungen, sei es bei der Abgabe des Mittels, sei es auf sonstige Weise, zu verabfolgen."

Aus diesem Wortlaut des Paragraphen ergibt sich als besonders wichtig für den Fabrikanten, daß die Gefäße und Umhüllungen keine Wiedergabe von fremden Werturteilen über das Mittel tragen dürfen und daß dieses Verbot auch nicht durch Abgabe besonderer Broschüren usw. bei der Übergabe an den Konsumenten umgangen werden darf. Die Fabrikanten wählen in der Weise einen Ausweg, daß sie den Packungen Postkarten beifügen, deren Vordruck den Konsumenten darauf hinweist, daß ihm auf sein Verlangen nähere Auskunft über das gekaufte Präparat seitens des Herstellers zur Verfügung steht.

H. Die Beurteilung der pharmazeutischen Spezialitäten.

Am Schlusse des Abschnittes über die pharmazeutische Spezialitätenindustrie erscheinen einige Betrachtungen über die Beurteilung angebracht zu sein, welche dieselbe erfährt [19]).

Als letzte Glieder des Zwischenhandels für die Abgabe der pharmazeutischen Spezialitäten kommen vorwiegend die Apotheken in Betracht. Während die Drogen-Großhandlungen und die pharmazeutische Fabrik die Laboratoriumsarbeit der Apotheke in der Weise umgestaltet haben, daß beide der Apotheke die Urproduktion abnahmen und sie mit Rohmaterialien, neutralen Fertigfabrikaten usw. versorgten, greift die emporstrebende Spezialitätenindustrie von Tag zu Tag tiefer in die Rezeptur der Apotheke ein und leitet die bisherige umfangreiche produzierende Tätigkeit der Offizin mehr und mehr zu einer reinen Händlertätigkeit über. Da die Rezeptur infolge des höheren Reingewinnes, den sie ermöglicht, das Rückgrat einer jeden Apotheke ist, so fühlt sich der Apotheker mit dem steigenden Erstarken der Industrie wirtschaftlich von der Spezialität mehr und mehr betroffen. Die Ablehnung, welche die pharmazeutische Spezialität in den Kreisen der Apotheker erfährt, beruht daher vielfach nicht auf objektiven Erwägungen, sondern auf Beurteilungen, die durch wirtschaftliche Zustände stark subjektiviert sind.

Bei der Beurteilung, welche die Spezialität von den Ärzten erfährt, sind zwei völlig voneinander abweichende Ansichten zu beobachten. Der Teil der Ärztewelt, welcher abseits der streng allopathischen Richtung steht, lehnt die pharmazeutische Spezialität vollkommen ab. Der allopathische Flügel dagegen erkennt die pharmazeutische Spezialität an, jedoch nur insoweit, als die Industrie keine populäre Propaganda für ihre Präparate unternimmt. Von dieser wird befürchtet, daß sie mit ihren Informationen die Konsultationstätigkeit des Arztes durch eine Selbstbehandlung, welche außerdem von bedenklichen gesundheitlichen Folgen begleitet sein kann, einschränkt. Wiederum sind es hier wirtschaftliche Einflüsse, die das Urteil eines Teiles der Ärzte stark subjektivieren.

Die günstigste und uneingeschränkteste Beurteilung erfährt die pharmazeutische Spezialität durch den Konsumenten, dem jedoch von den beiden obigen Fachkreisen die Befähigung zu einem solchen Urteil abgesprochen wird. Diese Ansicht wird auch von der Literatur anderer Gebiete übernommen und ist m. E. nach in dieser Bedingtheit nicht richtig, da der Konsument oft sachverständiger ist, als es von den Vertretern jener Ansicht zugegeben wird. Die Sachverständigkeit kann sich nicht auf die chemisch-pharmazeutische Natur der Spezialitäten, deren Kenntnis dem Fachmann bereits Aufschluß über den Medizinalcharakter zu geben imstande ist, sondern nur auf die tatsächliche Einwirkung auf das Wohlbefinden des Konsumenten beziehen. Eine solche Einwirkung kann der Konsument indessen immer erst durch den Verbrauch feststellen. Bei der psychologischen Schwäche, welche die Menschheit dem Arzneimittelwesen gegenüber äußert und welche erklärlicherweise unlautere Elemente ausnutzen, wird so manche Spezialität nutzlos gekauft werden, besonders weil sie vom Konsumenten erst nach dem Verbrauch als vielleicht wertlos erkannt werden kann. Wenn dies durchaus zuzugeben ist, so muß jedoch andererseits berücksichtigt werden, daß es unmöglich ist, Umsätze im Detailwerte von 60—70 Millionen Mark, welche in dieser Höhe heute von der Industrie mit Hilfe des regulären Zwischenverkehrs bewältigt werden, aus Verkäufen von Fabrikaten zu erzielen, die in ihrer Allgemeinheit nicht einwandfrei sind. Prozesse in den letzten Jahren um die Daseinsberechtigung einiger allgemein anerkannter Spezialitäten können die obige Argumentation nicht erschüttern, sondern nur beweisen, daß eine in sich ungesunde Spezialität trotz anfänglicher kaufmännischer Erfolge des Fabrikanten letzten Endes doch als solche erkannt und gebrandmarkt wird.

Schließlich die Organe des Staates. Diese ziehen das Mittel aus den divergierenden Ansichten. Wie die früheren Ausführungen dargetan haben, verhält der Staat sich einer Neuheit gegenüber zunächst abwartend. Ergeben sich dann Nachteile für die Konsumenten, so wird die Öffentlichkeit gewarnt (z. B. durch die Veröffentlichungen des Karlsruher Orts-Gesundheitsrates), die öffentliche Ankündigung beschränkt und der Bezug des Mittels erschwert. Wo die Organe des Staates, veranlaßt durch das Drängen der nicht immer objektiven Fachkreise, über dieses Maß hinauszugehen müssen glaubten (Entwürfe eines Kurpfuschergesetzes von 1907/08, 1910), zeigte es sich durch die Ablehnung der Entwürfe, daß die pharmazeutische Spezialität heute einer amtlichen Bevormundung, wie sie durch die Entwürfe sanktioniert werden sollte, entraten kann.

I. Die neutrale pharmazeutische und kosmetische Spezialität.

Sobald von einer pharmazeutischen oder kosmetischen Spezialität beobachtet wird, daß sie mit Erfolg eingeführt ist, versucht die Konkurrenz sich ihrer zu bemächtigen.

Die Versuche werden in der Weise durchgeführt, daß — sofern es sich nicht um ein tatsächliches Fabrikationsmonopol handelt — ein Ersatzpräparat geschaffen wird, welches bei großer wirtschaftlicher Kraft des Konkurrenten ebenfalls auf der breiten Basis der Konsumentenpropaganda vertrieben wird.

Ist dagegen die wirtschaftliche Kraft des Konkurrenten nur schwach, so muß ein solcher auf die Propaganda in den Kreisen der schließlichen Verbraucher verzichten. Er wird vielmehr versuchen, die Anregungen, die durch die Reklame in den Konsumentenkreisen für das Originalfabrikat geweckt sind, durch das Interesse des Detailleurs auf sein Ersatzpräparat überzuleiten. Dieses Interesse wird dadurch erzielt, daß dem Detailleur ein Einkaufspreis normiert wird, der einen größeren Verdienst als das Originalpräparat zuläßt. Die Folge ist, daß der so für ein Ersatzprodukt gewonnene Detailleur bemüht sein wird, bei Nachfragen den

Konsumenten zum Kauf des Ersatzproduktes an Stelle des verlangten Originals zu bestimmen. Um die Bewegungsfreiheit eines solchen Detailleurs zu erhöhen, sieht der Fabrikant oft von dem Aufdruck bestimmter Detailpreise ab und überläßt die Normierung dem Detailleur; sind jedoch Detailpreise von ihm festgelegt, so gewährt er höhere Rabattsätze. Ferner verzichtet ein solcher Fabrikant darauf, daß der Konsument aus dem Aufdruck der Packung seine Firma als die des Produzenten kennen lernt; er beschränkt sich auf Warenzeichen- und Musterschutz. Wegen all dieser Eigenschaften bezeichnen die Fachkreise derartige Ersatzpräparate vielfach als neutrale pharmazeutische bzw. kosmetische Spezialitäten. Ihre Existenz wird von den Fabrikanten der Originalartikel sehr gefürchtet, was sie veranlaßt, den Konsumenten in ihren Ankündigungen immer wieder und wieder vor Nachahmungen usw. zu warnen.

K. Die ausländische Industrie pharmazeutischer und kosmetischer Spezialitäten.

Der Vollständigkeit wegen ist es erforderlich, den Abschnitt über den Fabrikanten nicht ohne Betrachtungen über die Bedeutung der gleichen ausländischen Industrien für Deutschland zu beschließen. Die beiden deutschen Industrien haben dem Ausland recht viel zu verdanken. Der pharmazeutische Produzent lernte besonders am Vorgehen Englands und Amerikas das Prinzip der Konsumentenpropaganda schätzen, dessen nutzbare Verwendung in jenen Ländern frühzeitiger erkannt wurde. Erst die breite Basis der Konsumentenpropaganda ermöglichte den ungeheuren Aufschwung der deutschen Industrien, der jedoch gleichzeitig zur Folge hatte, daß der Import des Auslandes nach Deutschland immer mehr zurückgedrängt wurde.

Der deutschen kosmetischen Industrie hingegen, welche es zwar gelernt hatte, den Mangel an natürlichen Riechstoffen durch eine glänzende Synthese auszugleichen, fehlte der feine Geschmack für die äußere Ausstattung der Parfümerien, der besonders der französischen Industrie eigen war. Die Packungen wurden zunächst nach den ausländischen Vorbildern entworfen, um sich im Laufe der Entwicklung bis zu einem gewissen Grade von ihnen freizumachen; die Rücksichtnahme auf den Geschmack der deutschen Konsumenten erfordert auch heute noch oftmals einen ausländischen Einschlag. Trotz dieser Anstrengungen ist es der deutschen kosmetischen

Industrie bisher nicht gelungen, den Import des Auslandes in der Weise zurückzudrängen, wie es die pharmazeutische Industrie tun konnte.

Unter den beiden ausländischen Industrien lassen sich hinsichtlich der Sorge um den Absatz ihrer Fabrikate in Deutschland zwei Gruppen unterscheiden. Die eine derselben pflegt das deutsche Geschäft überhaupt nicht. Wenn trotzdem ein Absatz nach Deutschland stattfindet, so ist derselbe zurückzuführen auf die stetig steigende Zahl der ausländischen Reisenden, welche bei ihrem Aufenthalt in Deutschland auf den Gebrauch der erprobten pharmazeutischen und kosmetischen Spezialitäten der Heimat nicht verzichten wollen; ferner, jedoch nur zum geringsten Teile, auf die Anregung, die aus den entsprechenden Inseraten auf den deutschen Leser der ausländischen Blätter übergeht. Die in dieser Weise zum Export gelangenden Mengen sind relativ gering.

Der anderen Gruppe der ausländischen Industrien genügt indessen der Konsum des Reisepublikums nicht, sie will das große deutsche Publikum zu ihren Konsumenten zählen. Um dies zu erreichen, muß sie nicht nur, sondern geht sie auch tatsächlich dieselben Wege, die ihre beiden deutschen Schwesterindustrien einschlagen, d. h. sie muß die Werbetätigkeit ebenfalls in der Hauptsache auf die breite Basis der Konsumentenpropaganda stellen. Die Durchführung dieses Prinzips erfordert, wie früher gezeigt wurde, eine genaue Kenntnis der Eigenart der betreffenden Konsumenten usw., die meist nur sehr schwer vom Ausland her erworben werden kann. Dieser Umstand und ferner die beträchtliche Höhe des Eingangszolles des Tarifes von 1902 für Medikamente und abgepackte kosmetische Artikel veranlaßten diese zweite Gruppe der beiden ausländischen Industrien zu einer Abwanderung unter Gründung von Filialbetrieben in Deutschland. Derartige Betriebe, die auf eigene Rechnung des Stammhauses oder eines Repräsentanten geführt werden, stellen dann vielfach ein Präparat in allen Teilen selbst her, wenn der Eingangszoll — selbst bei Einführung in großen Gebinden — zu hoch ist (für Geheimmittel z. B. 5 Mk. per kg) und die voraussichtliche Höhe des Absatzes die Aufwendungen für besondere fabrikatorische Anlagen verlohnt. Ist indessen der Eingangszoll für die Einfuhr in großen Gebinden niedriger wie für die in gebrauchsfertigen Konsumpackungen (z. B. bei Parfümerien), oder überschreitet der Absatz nicht eine gewisse Höhe, so wird das vollständig fertige Fabrikat in großen Gebinden vom Stammhause eingeführt und von dem Filialbetriebe nur noch in die Konsumpackung übergeführt. Will schließlich ein Fabrikant aus betriebstechnischen Gründen die Einheitlichkeit seiner Fabrikation nicht durchbrechen, oder verträgt sein Erzeugnis als Monopolartikel die hohen Aufschläge für den Zoll, so beschränkt er sich vielfach auf die Schaffung eines Depots von Fertigfabrikaten, welchem dann außer der reinen Expeditionstätigkeit nur die Pflege des Vertriebes in Deutschland obliegt. In diesem Falle ist es daher kaum möglich, noch von einer Abwanderung der Industrie nach Deutschland zu sprechen.

Als Exportländer nach Deutschland kommen hauptsächlich in Betracht: Frankreich, England, Nordamerika, Österreich und die Schweiz; als Standorte für die Auslandfilialen und Depots sind zu nennen: St. Ludwig i. E., Straßburg i. E., Metz, Mülhausen i. E., Frankfurt a. M., Hamburg und Berlin.

II. Abschnitt.

Die allgemeine Lage der Spezialitäten-Grossogeschäfte.

Durch die bisherigen Ausführungen wurde ersichtlich gemacht, daß der Detailleur, das letzte Glied des Zwischenhandels, für den Bezug von pharmazeutischen und kosmetischen Spezialitäten in der Hauptsache erst durch die Konsumenten angeregt wird, deren Verlangen nach einer Bedarfsdeckung in einem bestimmten Präparat — oft abhängig von der Intensität der Propagandatätigkeit des Fabrikanten — sich für den einzelnen Detailleur selten als ein stetiges darstellen wird. Dieser Umstand und die relativ geringe Verbrauchsmenge, die die einzelne Konsumpackung eines bestimmten Artikels enthält, ermöglichen es dem Detailleur im allgemeinen nicht, zum Bezuge direkt mit dem Fabrikanten in Verbindung zu treten. Er muß sich an ein weiteres Glied des Zwischenhandels, den Grossisten, wenden, der vermöge seiner Verbindung mit zahlreichen gleichartigen Detailleuren einen derartig fortlaufenden Bedarf hat, daß für diesen erst das ständige Lagerhalten größerer Quantitäten eines Präparates verlohnend ist. — Die Rolle dieses Grossisten wurde im Anfangsstadium der beiden Spezialindustrien von den damaligen Drogen-Grossogeschäften übernommen. Allmählich vergrößerte sich die Zahl der Präparate in solchem Maße, daß es sich verlohnte, Grossogeschäfte zu gründen, die sich ausschließlich mit dem Vertrieb von pharmazeutischen und kosmetischen Spezialitäten oder auch nur mit dem von kosmetischen (besonders ausländischen) Spezialitäten beschäftigen. Die große Zahl dieser Grossisten läßt sich in die folgende Systematik zusammenfassen:

I. Pharmazeutische und kosmetische Spezialitäten:
   1. Drogengrossisten.
   2. Spezialitätengrossisten.
   3. Grossisten für natürliche Mineralwässer und deren Nebenprodukte.

II. Kosmetische Spezialitäten:
   1. Grossisten für kosmetische (besonders ausländische) Spezialitäten.
   2. Grossisten für gewerbliche Spezialitäten.
   3. Grossisten für Barbiergeschäfte.

Zur Ergänzung der Aufstellung ist zu bemerken, daß die unter I, 1, 3 und unter II, 2, 3 genannten Grossisten die betreffenden Artikel nur nebenbei führen, während die unter I, 2 und unter II, 1 genannten die fraglichen Präparate zum Hauptgegenstande ihrer geschäftlichen Tätigkeit haben und daher die wichtigsten Vermittler zwischen den beiden Industrien und dem Detailhandel sind. Diese Tatsache würde es an sich rechtfertigen, jede dieser beiden Hauptarten von Grossisten besonders darzustellen. Da jedoch der Typ des sogenannten reinen Spezialitätengrossisten sowohl den Verkehr von pharmazeutischen wie auch kosmetischen Präparaten umfaßt, und da für ihn hinsichtlich der kosmetischen Präparate fast das gleiche gilt wie für die Kosmetikgrossisten, so kann von der Schilderung der letzteren abgesehen werden. Es ist daher, wenn im folgenden von Grossisten gesprochen wird, unter diesem Ausdruck stets der „Spezialitätengrossist", d. h. der Grossist für pharmazeutische **und** kosmetische Spezialitäten zu verstehen.

Die rechtliche Struktur der Grossofirmen ist, neben der Einzelfirma, vorzugsweise die Gesellschaftsform; alle Formen, die das Handelsgesetzbuch und das G. m. b. H.-Gesetz zur Verfügung stellen, finden Verwendung, mit Ausnahme der Aktiengesellschaft und der Kommandit-Aktiengesellschaft. Es liegen daher zur Darstellung der finanziellen Struktur der Grossogeschäfte keine allgemein zugänglichen Bilanzen und Gewinn- und Verlustrechnungen vor. Nur teilweise wird diese Lücke ausgeglichen durch eine Statistik der Standesvertretung der Grossisten und durch die Geschäftsberichte der Handelsgesellschaft Deutscher Apotheker m. b. H. (kurz „Hageda" genannt), die zwar rechtlich eine G. m. b. H., wirtschaftlich aber ein Genossenschaftsunternehmen der deutschen Apothekenbesitzer ist. Diese Statistik, welche 1909 aufgenommen wurde und die nachstehend wiedergegeben ist, ermöglicht einen kleinen Einblick in die finanzielle Lage der Grossisten:

Statistik für 91 Betriebe (in Mark: 1000).

Geschäftskapital	44 438
pro Jahr:	
Umsatz	102 681
Gehälter	3 554
Löhne	1 766
Steuern	425
Verluste an Debitoren	235
Kaufmännisches Personal:	
männlich	1968 Personen
weiblich	234 "
Gewerbliches Personal	
männlich	1518 "
weiblich	572 "

Durchschnitt für einen Betrieb.

Geschäftskapital	488 000 Mk.
Jahresumsatz	1 128 000 "
100 Mk. Umsatz erfordern:	
Anlagekapital	43.30 "
pro Jahr:	
Gehälter	39 000 Mk.
Löhne	19 000 "
Steuern	5 000 "
Verluste an Debitoren	3 000 "
Total	66 000 Mk.
	= 5,83% vom Umsatz

Kaufmännisches Personal:		
männlich	21,62	
weiblich	2,57	24,19 Personen
Gewerbliches Personal:		
männlich	16,68	
weiblich	6,28	23,96 "
	Total	48,15 Personen

In der genannten Vertretung sind (1909) 91 Geschäftsbetriebe zusammengefaßt, von denen nur ca. 25 Firmen Spezialitätengrossisten, die übrigen dagegen Drogengrossisten sind, welch letzteren vielfach Fabriken für pharmazeutische und kosmetische Spezialitäten angegliedert sind. Die Zahlen, die den Durchschnitt für einen Betrieb darstellen, geben somit kein Bild von dem finanziellen Aufbau eines Spezialitäten-Grossobetriebes, welches mit den tatsächlichen Verhältnissen übereinstimmt. Der Spezialitätengrossist, dessen Betrieb in der Regel nur große Lagerräume, dagegen keine besonderen Fabrikanlagen mit Maschinen usw. erfordert, wird für 100 Mk. Umsatz meist ein viel geringeres Anlagekapital gebrauchen als das aus der Statistik mit 43,30 Mk. ermittelte. Nach Kenntnis aus der Praxis beträgt dieser Koeffizient 20 bis 25 Mk.; es sind jedoch Fälle bekannt, in denen dieser Anlagekoeffizient bis auf ca. 10 Mk. heruntergeht, der dann allerdings in Form von Bankkredit durch einen Betriebskoeffizienten von ca. 5 Mk. unterstützt wird. Demgegenüber beläuft sich der aus den Berichten der bereits erwähnten „Hageda" ermittelte Anlagekoeffizient im Durchschnitt für 1905/07 auf 20,83 Mk., für 1905/09 auf 22,24 Mk. und für 1905/12 auf 23,16 Mk. [20]); er ist somit scheinbar kleiner als der der Grossisten. Es sprechen indessen gewichtige Gründe gegen die Richtigkeit dieser Feststellung, da der für die Grossisten genannte Satz nicht auf der Einsicht von Büchern beruht, und da andererseits der Genossenschaftsbetrieb seinem ganzen Wesen nach weniger elastisch in der Verwendung des Anlagekapitals ist als ein kaufmännisches Erwerbsunternehmen. Als absolutes Minimum dürfte für ein mittleres Spezialitätengeschäft ein Anlagekapital von 50 000 Mk. erforderlich sein; ein kleineres Kapital würde nur die ständige Lagerhaltung der gangbarsten Artikel gestatten, während nur selten verlangte Artikel von Grossisten, deren Lager reichhaltiger assortiert ist, von Fall zu Fall bezogen werden müßten. Derartige Bezüge, auf die meist nur ein „freundschaftlicher" Extrarabatt von 5% auf den Abgabepreis an Detailleure gewährt werden kann, lassen jedoch kaum einen Gewinn zu, besonders wenn von den 5% noch 2% Kassaskonto an den Detailleur gewährt werden müssen. Weitere Ausführungen über die finanzielle Lage der Grossisten sind wegen der geringen Spezialisierung des Materials leider nicht möglich; über die Rentabilitätsverhältnisse u. a. m. wird an anderer Stelle noch einiges gegeben werden.

Rechtlichen Beschränkungen ist der Grossohandel nur in ganz geringem Maße unterworfen. Die bestehenden Medizinalgesetze und Verordnungen beschränken ihr Eingreifen auf das letzte Glied des Zwischenverkehrs, die Apotheken und Detaildrogerien. Die für letztere so außerordentlich bedeutungsvolle Kaiserliche Verordnung vom 22. Oktober 1901 (Regelung über den Verkehr mit Arzneimitteln außerhalb der Apotheke) berührt nach § 3, Satz 1 den Grossohandel in keiner Weise. Ähnliche Ausnahmebestimmungen enthalten die zahlreichen Verordnungen über den Verkehr mit Giften usw. Nur soweit den Spezialitätenbetrieben chemische Fabriken angegliedert sind, ist für die Errichtung des Fabrikbetriebes nach § 16 der Gewerbeordnung die Genehmigung der nach den Landesgesetzen zuständigen Behörde notwendig.

Die wichtigsten Abnehmerkreise der Spezialitätengrossisten bilden die Apotheken und Detaildrogerien, die für den Detailverkehr von pharmazeutischen Spezialitäten ausschließlich in Frage kommen. Hinsichtlich der kosmetischen Spezialitäten konkurrieren diese beiden Kategorien mit Seifengeschäften und Friseuren, die ihren Bedarf jedoch nur selten bei den Spezialitätengrossisten decken; sie bevorzugen vielmehr die Kosmetikgrossisten, die Grossisten für gewerbliche Spezialitäten und Spezialgeschäfte für die vollständige Einrichtung von Barbierläden.

Weniger wichtig für die Spezialitätengrossisten sind die Bezüge jener Grossisten, welche Spezialitäten nur als Nebenartikel führen, so daß sich für diese ein direkter Bezug vom Fabrikanten nicht verlohnt.

Am unbedeutendsten ist die Exporttätigkeit des Grossisten, die sich auf die Versorgung der Apotheken und Drogerien in den deutschen Kolonien — besonders Deutsch-Südwestafrika — beschränkt. Diese Begrenzung des Geschäftes auf das Inland wird von den Grossisten indessen nur höchst unfreiwillig vorgenommen. Die Fabrikanten haben in sehr zahlreichen Fällen, besonders soweit sie im „Markenverband" geeint sind, das Auslandgeschäft mit besonderen Packungen ausgestattet, die vor allem höhere Detailpreise wie die Inlandaufmachungen tragen; oder sie haben ihren Auslandverkehr für bestimmte Länder gegen Lizenzgebühren oder ähnliche Abmachungen vergeben. Um diese Maßnahmen nicht wertlos zu machen, verbieten die Fabrikanten den Export ihrer Präparate entweder nach allen oder nur nach bestimmt benannten Ländern, welchen Einschränkungen sich die Grossisten fügen müssen, wenn sie sich nicht der Gefahr aussetzen wollen, von dem Bezuge der wichtigsten Artikel zeitweise oder für immer ausgeschlossen zu werden. Die Lieferung nach den deutschen Kolonien ist nur möglich, weil die Fabrikanten sie nicht als Ausland ansehen.

Im Gegensatz zu anderen Handelsbetrieben ist die Standortfrage der Grossisten völlig unabhängig von der Lage der Produktionsstätten, da der pharmazeutische und kosmetische Spezialitätenfabrikant mit Rücksicht auf die einheitlichen Detail- und Grossopreise für seine Produkte frei Fracht jeder deutschen Bahnstation — mit wenigen Ausnahmen — liefert. Die Wahl des Standortes ist hiernach ausschließlich abhängig von den wirtschaftlichen Bedürfnissen der Kundschaft des Grossisten, die sich zur Hauptsache aus Apotheken und Detaildrogerien zusammensetzt. Der Betrieb dieser beiden Abnehmerkreise, besonders der der Apotheken, ist auf die Versorgung der Konsumenten mit Arzneimitteln gerichtet, deren Verwirklichung vom Konsumenten, sofern das verlangte Präparat nicht vorrätig ist, oft innerhalb weniger Stunden verlangt wird. Diese Eile zwingt den Detailleur zur Geschäftsverbindung mit Grossisten, die einmal schnell und, soweit eine telephonische Verständigung über den Bereich der Stadtnetze hinaus notwendig ist, möglichst billig zu erreichen sind. Der Grossist, der von bestimmten Beträgen an die Versandspesen tragen muß, hat seinerseits das Bestreben, diese Kosten auf ein Minimum herabzudrücken. Diese wechselseitigen Erfordernisse bedingen daher Standorte, die im Mittelpunkt von billigen Post-, Fracht- und Telephonzonen gelegen sind. Da die Provinzialhauptstädte und die Städte mit dem Sitze der Bezirksregierungen diese Bedingungen meist erfüllen, so sind dort zum größten Teile die Standorte der Spezialitätengrossisten zu finden.

III. Abschnitt.

Der Verkehr des Grossisten mit dem Fabrikanten.

A. Verkehr des Grossisten mit dem inländischen Fabrikanten.

Anbahnung der Geschäftsverbindung.

Die Geschäftsverbindung zwischen dem Grossisten und Fabrikanten wird entsprechend der gesamten Tendenz des Spezialitätenvertriebes im allgemeinen nicht vom Produzenten, sondern vom Grossisten angebahnt. Der Fabrikant der pharmazeutischen wie kosmetischen Spezialitäten beschränkt sich bei der Einführung von Neuheiten auf eine ausschließlich orientierende Propaganda in den Kreisen der Grossisten. Von den zahlreichen Mitteln, die ihm hier zur Verfügung stehen, finden am meisten

Verwendung das Inserat in den Fachblättern und die direkte Benachrichtigung an den Grossisten, daß ein Präparat neu in den Verkehr gekommen ist. Der Fabrikant erwartet, daß der Grossist im Interesse seiner Abnehmer jenen Mitteilungen zum mindesten insoweit Beachtung schenkt, daß er bei Bestellungen des Detailhandels nicht in Verlegenheit um den Namen der Bezugsquelle ist. Die tatsächlichen Verhältnisse bestätigen die Richtigkeit dieser Erwägungen. Im Betriebe der Grossisten werden die Fachzeitungen, vielfach auch die Tageszeitungen einem genauen Studium auf Neuheiten hin unterworfen. Das so gewonnene Artikel- und Adressenmaterial wird zusammen mit den direkten Nachrichten der Industrie alphabetisch in Sammelmappen, Kartotheken usw. eingeordnet, so daß bei Anfragen des Detailleurs nach einem Präparat sofort die Bezugsquelle mit mehr oder weniger ausführlichen sonstigen Daten über die Neuheit zur Stelle ist. Bleibt es dann nicht bei Anfragen des Detailhandels, sondern ergeben sich Bestellungen, so tritt der Grossist von sich aus an den Fabrikanten heran. Die Stetigkeit einer solchen neuen Geschäftsverbindung ist dann abhängig von dem Grade, mit dem die Neuheit in dem Kreise der Konsumenten aufgenommen wird. Erst in diesem Stadium verwendet die Industrie dann vereinzelt das Mittel des mündlichen Verkehrs mit dem Grossisten. Der Besuch des Reisenden oder des Platzagenten, deren Hauptaufgabe die Ärztepropaganda ist, bedeutet indessen meist nichts mehr als einen Höflichkeitsakt gegenüber dem Grossisten; er verliert diesen Charakter erst dann, wenn es sich beispielsweise um Verhandlungen für die Übernahme von Generalauslieferungen eines Artikels innerhalb bestimmter Distrikte handelt, was jedoch relativ selten ist.

Inhalt des Kaufvertrages.

Die zwischen dem Grossisten und Fabrikanten sich entwickelnden Beziehungen finden ihren Niederschlag in dem jeweiligen Kaufvertrage, dessen Schema als Anhalt für die nachfolgenden Ausführungen dient.

Rabattsätze: Die Grundlage des Bezugspreises von pharmazeutischen und kosmetischen Spezialitäten für den gesamten Zwischenhandel bildet der vom Fabrikanten festgesetzte Detailpreis, auf den dem Detailhandel ein gewisser Rabatt gewährt wird. Der Betrag nach Abzug dieses Detailrabattes bildet den Ausgangpunkt für den Abzug des Grossorabattes. So verschiedenartig derselbe auch ist, es lassen sich trotzdem gewisse Einheitssätze aufstellen:

15—20% für rein-medizinische Präparate,
10—12½% für Nährmittelpräparate,
10—15% für kosmetische Präparate.

Die bereits früher erwähnte „Hageda" (S. 39) erzielte folgende Durchschnittszahlen auf ihren Gesamtumsatz:

1905/07 .... 10,71%
1905/09 .... 11,71%
1905/12 .... 12,39%.

Als Durchschnitt für die Grossisten muß jedoch von diesen Zahlen zum mindesten ½—1% weniger angenommen werden, da die „Hageda" infolge ihrer außerordentlich hohen Umsätze in Spezialitäten (1905: 2½, 1906: 5, 1907: 7¼ Mill. Mk.), die heute von keinem Grossisten auch nur annähernd erreicht werden, den beiden Industrien, besonders der pharmazeutischen, gegenüber ein außerordentlicher Machtfaktor geworden ist, dem die Industrie durch Gewährung höherer Rabattsätze Rechnung tragen muß. Als Minimum für sämtliche Präparate wird seit ungefähr 5 Jahren von der Standesvertretung der Grossisten eine Grossoprovision von 15% auf neue Artikel gefordert. Die Bestrebungen sind meist von Erfolg begleitet, da bei Nichtgewährung des geforderten Satzes der Grossohandel die Führung eines neuen Artikels verweigert; auf eine solche Machtprobe verzichten die Fabrikanten dann meist. Ein Ausweg wird häufig in der Weise gefunden, daß der Grundrabatt 10% beträgt und je nach der Höhe der Bezüge bis auf weitere 5% gesteigert wird. — Jahresumsatzprämien werden von den Fabrikanten nur ganz vereinzelt gewährt.

Skonto und Ziel: In der Regel wird ein vierwöchentliches Ziel entweder vom Datum der Faktura oder vom Schluß des Lieferungsmonats für die gesamten Bezüge innerhalb des Monats mit einem Kassaskonto von 2% gewährt; diese Kondition wird von allen nur einigermaßen zahlungskräftigen Firmen ausgenutzt. Finanziell weniger starke Betriebe nutzen ein Ziel von 3 Monaten aus, dessen Bewilligung jedoch vielfach von der Unterschrift des Akzeptes abhängig gemacht wird. Nur selten wird ein höherer Kassaskonto als 2% gewährt, der dann meistens mit einer Zahlungsfrist von 8 bis 14 Tagen ab dato Faktura verbunden ist.

Versandbedingungen: Aus Gründen, die bereits an anderer Stelle erörtert wurden, erfolgt im allgemeinen die Lieferung postfrei oder frachtfrei (jeder deutschen Bahnstation) und inklusive Verpackung. Nur sehr wenige Fabriken machen von diesem Modus Abweichungen, indem sie teils nur franko Bestimmungsort und exklusive Verpackung oder umgekehrt liefern.

Lieferfristen: Eine Vereinbarung von Lieferfristen, auch bei Abschlüssen, findet nicht statt, da die Fabrikation der beiden Industrien es ermöglicht, stets versandbereite Lagervorräte zu halten. Der Grossist erachtet es daher bei Auftragserteilungen oder beim Abruf von Schlüssen als selbstverständlich, daß umgehend oder innerhalb weniger Tage der Versand vorgenommen wird.

Abgabepreis: Soweit der Grossist nicht schon aus vorhergehenden Benachrichtigungen des Fabrikanten darüber unterrichtet ist, mit welchem Rabatt auf die Detailpreise ein Artikel an die Detailleure abzugeben ist, ersieht er diesen Satz bei der Lieferung aus der Faktura des Produzenten. Im eigenen Geschäftsinteresse wird dieser Rabattsatz bei Weitergabe eines Präparates an den Detailhandel stillschweigend als Minimum angesehen und muß andererseits — es sei denn, daß es sich um die Besorgung einer einzelnen Packung, deren Bezug relativ hohe Paket- oder Musterpostspesen erfordert — als Maximum behandelt werden, da der Detailleur über die ihm zukommenden Rabattsätze auf den Konsumentenpreis meist bereits durch die informatorische Reklame des Herstellers verständigt ist. Eine derartige, stillschweigende Einhaltung der Abgabepreise an die Detailleure ist für die Mehrzahl der rein-medizinischen Artikel festzustellen. Für die große Kategorie der Nährmittel und Kosmetika ist der Grossist in der Normierung seines Verkaufspreises an die Bestimmungen des „Markenverbandes" (S. 25) gebunden.

Umtausch und Ersatz für Bruch: Wiederum enthält der Kaufvertrag in den meisten Fällen keine Vereinbarung über den Umtausch beschädigter oder — bei Flüssigkeiten — ausgelaufener Packungen, trotzdem es in der Spezialitätenbranche ein alter Brauch ist, daß der Detailleur vom Grossisten den kostenlosen Ersatz für Bruch usw. auf dem Lager verlangt. Der Grossist ist auf die Gefahr hin, anderenfalls einen guten Abnehmer zu verlieren, gezwungen, zunächst diesem Verlangen auf seine eigenen Kosten nachzukommen und dann zu versuchen, seinerseits vom Fabrikanten Ersatz zu erhalten. Nicht immer sind solche Versuche von dem gewünschten Erfolge begleitet. Jedoch auch wenn sich der Fabrikant zum teilweisen oder vollständigen Ersatz bereit erklärt, fallen dem Grossisten für diese Gefälligkeitsdienste seiner Kundschaft gegenüber die Versandspesen zur Last, die in umfangreichen Betrieben, selbst relativ gewertet, nicht unbeträchtlich sein können.

In losem Zusammenhange mit dem Umtausch steht die Frage der sogenannten Lagerhüter. Ein Präparat wird sehr schnell in dem Augenblick zum Lagerhüter, wo der Produzent die Konsumentenpropaganda einstellt. Geschieht dies nur für den Distrikt einiger Grossisten, so ist ein Austausch mit anderen Grossisten, in deren Geschäftsbereich der Artikel noch verlangt wird, möglich und findet eine Förderung durch entsprechende Hinweise in den laufenden Mitteilungen der Standesvertretung der Grossisten. Hat der Fabrikant seinen Betrieb jedoch gänzlich eingestellt, so kann der Grossist nur kosmetische Spezialitäten und auch diese nur zu sehr reduzierten Preisen abstoßen. Allein in dem Falle, wo der Fabrikant zwar einen oder mehrere seiner Artikel aufgibt, sonst aber seinen Betrieb fortführt, besteht für den Grossisten durch Einigung mit dem Fabrikanten über die Zurücknahme solcher Präparate die Aussicht, seinen Verlust an einem Lagerhüter zu vermindern.

Zurücknahme leerer Emballagen: Einige wenige Fabrikanten von flüssigen Präparaten vergüten dem Konsumenten nach dem Verbrauch des Präparates den Wert der Flaschen. Es geschieht dies aus der Erwägung, dem Konsumenten den Bezug zu verbilligen oder andererseits, um ihn bei der Rückgabe durch den Detailleur zu einem neuen Bezuge zu veranlassen. Die Rücklieferung der leeren Emballagen an den Produzenten findet durch den Grossohandel statt, welcher für diese Gefälligkeit vielfach die Versandkosten zu tragen hat. —

Im Anschluß an die einzelnen Positionen des Kaufvertrages sind einige Bemerkungen über die Kalkulationstätigkeit des Grossisten notwendig. Zum Unterschiede von anderen Zweigen des Handels ist es ihm unmöglich, für den Einzelfall seinen Verkaufspreis entsprechend den Selbstkosten festzusetzen, da ihm der Fabrikant Verkaufspreise vorschreibt, die sowohl ein Minimum wie auch ein Maximum darstellen. Die eigentliche Kalkulationstätigkeit kann erst am Schlusse einer Wirtschaftsperiode nach dem Vorliegen der Bilanz und der Gewinn- und Verlustrechnung vorgenommen werden. Vermittelst der Summe des Gesamtumsatzes und des Bruttoverdienstes am Gesamtumsatz sind die Einkaufskosten zu ermitteln. Aus der Sollseite der Gewinn- und Verlustrechnung sind die gesamten Vertriebskosten und der Reingewinn an dem Umsatz festzustellen. Mit diesen Daten ist der Verkaufspreis (= Betrag des Jahresumsatzes) in seinen Einzelheiten: Gesamteinkaufswert der Waren, Gesamtvertriebskosten und Gesamtgewinnaufschlag zu rekonstruieren. Die so erhaltenen absoluten Zahlen sind miteinander in Relation zu setzen und in Prozentzahlen umzuwandeln. Aus diesen Prozentzahlen ist nun erst, besonders im Vergleich mit vorjährigen Aufstellungen entsprechend der Spezialisierung der einzelnen Kostengruppen zu ersehen, welche Einflüsse die Erhöhung oder die Minderung des Reingewinnes verursacht haben, und welche Maßnahmen getroffen werden müssen, um beispielsweise eine weitere Verminderung des Reingewinnes für die nächste Wirtschaftsperiode zu vermeiden.

Einkaufspolitik.

Die Eindeckung der Grossisten ist im allgemeinen eine kurzfristige. Dies ist einmal möglich, weil die beiden Industrien ihre Fabrikation so einrichten können, daß sie von ihren Abnehmern nicht die Bewilligung langer Lieferfristen beanspruchen müssen. Andererseits ist der Grossist bestrebt, die Lagerdauer eines Artikels auf ein Minimum herabzudrücken, um die Umsatzschnelligkeit und damit die Rendite seines Unternehmens zu steigern. Diese Maßnahmen sind auch in anderen Zweigen des Grossohandels zu beobachten. Der Spezialitätengrossist wird jedoch in seinem Bestreben, möglichst kurzfristig einzukaufen, außerdem noch geleitet von dem Gefühl der Abhängigkeit seiner Verkaufstätigkeit von der Propaganda des Fabrikanten. Wie bereits an anderer Stelle dargestellt, ist die Verkaufstätigkeit für eine Spezialität in dem Augenblicke gehemmt oder gänzlich unmöglich, wo der Produzent aus irgendwelchen Gründen die Reklame einstellt. Für solche Vorfälle, die sich nach Erfahrungen aus der Praxis selbst bei besten Spezialitäten ereignen können, kann der Grossist nicht anders gerüstet sein, als daß er versucht, stets nur solche Vorräte in den einzelnen Artikeln zu halten, welche bei regulärem Geschäftsgang innerhalb kurzer Frist verkauft zu werden pflegen. Diese Frist wird von einem der bedeutendsten Grossogeschäfte, dessen Verhältnisse näher bekannt sind, nach Möglichkeit auf einen Monat bemessen.

Wenn trotzdem für einige wenige Artikel — es sind von ca. 5000, welche ein gut assortierter Betrieb ständig auf Lager haben muß, ungefähr 20 — von den Grossisten langfristige Deckungen durch Abschlüsse vorgenommen werden, so handelt es sich hier um Spezialitäten, bei denen nach kaufmännischem Ermessen die gekennzeichneten Vorfälle nicht zu befürchten sind. Der Abschluß eines Kontraktes läuft daher meist auf eine reine Formsache aus und wird von den betreffenden Fabriken vielfach nur mit Rücksicht auf bestehende Produktionskonventionen gefordert.

Eine ganz besonders vorsichtige Taktik erfordert der Einkauf von Neu=

heiten, deren Zahl von Jahr zu Jahr zunimmt und von denen der Grossist, besonders wenn ihm der Fabrikant bisher unbekannt war, nie weiß, ob die Neuheit, um festen Fuß zu fassen, vom Produzenten mit der erforderlichen Reklame unterstützt wird. Der Grossist kauft in solchen Fällen, selbst auf die Gefahr hin, eine sehr niedrige Grossoprovision zu erhalten, nur das jeweilig von seinem Abnehmer fest beorderte Quantum; erst wenn die Bezüge des Detailhandels sich mehren, fügt der Grossist einen solchen Artikel seinen ständigen Lagerbeständen ein. Die Fabrikanten sehen eine derartige Handhabung sehr ungern, weil sie befürchten, daß ihre Neuheiten durch die Zeitverluste, welche mit einer jedesmaligen Einzelbesorgung verbunden sind, nicht schnell genug in die Hände der Konsumenten gelangen. Infolgedessen bieten sie dem Grossisten neue Artikel für die Zeit der Einführung auf Konsignation an. Dieses Entgegenkommen wird vom Grossohandel jedoch wenig geschätzt, da es sich in umfangreichen Betrieben leicht ereignen kann, daß Teile einer Kommissionssendung an verschiedenen Stellen gelagert und bei der Aufnahme zur definitiven Abrechnung übersehen und so als verkauft bezeichnet werden, während sie tatsächlich noch unverkauft sind und vielleicht zum Lagerhüter werden.

Neben diesen — den wichtigsten — Erwägungen bei der Einkaufstätigkeit ist ferner der Wechsel der Jahreszeiten zu berücksichtigen, der für die Monate September bis Ausgang April das Hauptgeschäft mit sich bringt, dagegen für die Sommermonate infolge des besseren allgemeinen Gesundheitszustandes und der Reisetätigkeit des Publikums die stille Geschäftszeit für den gesamten Zwischenhandel bedeutet.

Sonstige Konjunkturen, besonders hinsichtlich der Preise, sind im Grossohandel nicht zu vermerken, da infolge der geschilderten Preispolitik der Fabrikanten dem Einkauf jedes spekulative Moment fehlt.

B. Verkehr des Grossisten mit dem ausländischen Fabrikanten.

Der Verkehr des Grossisten mit dem ausländischen Fabrikanten bietet keine Eigenarten, sobald der Fabrikant zur intensiven Pflege des deutschen Geschäftes im Inlande durch Filialen oder Depots (vgl. S.37ff.) vertreten ist. In diesem Falle gilt alles das, was in dem vorgehenden Abschnitte dargestellt wurde.

Besonderheiten sind nur dort zu vermerken, wo der Fabrikant

auf die Pflege des deutschen Geschäftes verzichtet, und der Grossist so gezwungen ist, direkt vom Auslande zu beziehen. Eine derartige Eindeckung geschieht meist nicht direkt bei dem ausländischen Produzenten, sondern über ausländische Grossisten, da die Bezüge in den einzelnen Spezialitäten nicht umfangreich genug sind, um die beträchtlichen Fracht- und Verpackungsspesen im Einzelfall zu rechtfertigen. Der deutsche Importeur kauft auf diese Weise allerdings zu bedeutend höheren Preisen, da der ausländische Grossist in der Mehrzahl der Fälle zu den Konditionen, zu welchen er die Artikel an seine Detailleurkundschaft abgibt, liefert oder höchstens mit einem Extrarabatt bis zu 5%. Der relativ teuere Einkauf ist indessen für den Importeur irrelevant, da derartige Artikel fast ausschließlich vom ausländischen Reisepublikum in Deutschland konsumiert werden, das nicht auf die Höhe des hiesigen Detailpreises sieht, sondern erfreut ist, eine liebgewonnene Spezialität des Heimatlandes auf der Reise erhalten zu können. Der Versand erfolgt ab Lager des Exporteurs, exklusive Verpackung und Zoll.

Im Zusammenhang mit diesen Konditionen und mit Rücksicht auf die Zuschläge für Zölle beim Import ist im Gegensatz zum Bezuge aus dem Inlande eine umfangreiche Kalkulationstätigkeit für die Feststellung des Abgabepreises an Detailleure notwendig. Im allgemeinen finden die verschiedenen Kalkulationsmethoden Anwendung, die Leitner in seinem Werk: Die Selbstkostenberechnung industrieller Betriebe, 1913 auf S. 100 ff. für die Feststellung der Anschaffungskosten (Erste Kosten) einer Ware angibt. Sehr erschwert wird die richtige Erfassung der gesamten Anschaffungskosten oft dadurch, daß in einem Kollo Waren enthalten sind, für welche die verschiedensten Zollsätze in Anrechnung gebracht werden. Es ist dann kaum möglich, den Zollanteil auf den einzelnen Artikel in Verhältniszahlen wie für die übrigen „ersten Kosten" auszudrücken; er muß vielmehr auf dem Lager durch Abwiegen der einzelnen Packung festgestellt werden. — Auf den so ermittelten Anschaffungspreis eines jeden Artikels wird dann zur Feststellung des Abgabepreises nur ein einziger Betrag aufgeschlagen, der in sich sowohl den Anteil für die Vertriebsspesen wie auch für den Gewinnaufschlag enthält. Entsprechend der Grossoprovision von 15—20% vom Abgabepreis an den Detailleur im Inlandgeschäft werden auf 1 Mk. Importpreis $^{15}/_{85}$ oder $^{20}/_{80}$ Mk. für Vertrieb und Gewinn aufgeschlagen.

Die Einkaufspolitik für Importbezüge von pharmazeutischen Spezialitäten wird neben den Erwägungen, welche als maßgebend für den

Bezug inländischer Erzeugnisse gekennzeichnet wurden, stark beeinflußt durch die Bestimmungen des Zolltarifes. Der Tarif von 1902 (in Kraft seit dem 1. April 1906) enthält zwei Nummern, die für die pharmazeutische Spezialität in Betracht kommen:

Nr. 388. Zubereitete Arzneiwaren und sonstige pharmazeutische Erzeugnisse, anderweitig nicht genannt oder inbegriffen Mk. 40.— p. 100 kg.

Nr. 389. Geheimmittel. Mk. 500.— p. 100 kg.

Von diesen beiden Positionen ist Nr. 388, welche sich auf Pharmakopöeartikel bezieht, klar gefaßt; sie bietet keine Schwierigkeiten für das Verkehrsleben. Außerordentlich unklar gefaßt ist die Position Nr. 389, der sogenannte Geheimmittelparagraph, da sie keine Definition über den Begriff „Geheimmittel" gibt, vielmehr die Schaffung derselben den Ausführungsbestimmungen der Zollverwaltung überläßt. Seit dem Jahre 1906 sind in der Anleitung zum Zolltarif und deren Nachträgen (zurzeit gültig: V. Nachtrag von 1910) Dispositivbestimmungen erlassen worden, die ebenfalls keine Definition des Geheimmittels enthalten, sondern dem Zollbeamten nur Merkmale für die Beurteilung, ob ein Präparat als Geheimmittel anzusprechen ist oder nicht, an Hand geben. Infolge der großen Schwierigkeiten, denen der Beamte bei der Feststellung des Charakters eines Präparates nach den dispositiven Merkmalen begegnet, weichen die Ansichten der einzelnen Zollstellen über ein und dasselbe Mittel außerordentlich voneinander ab, ja, sogar die gleiche Zollstelle wechselt oft ihre einmal dokumentierte Ansicht über ein bestimmtes Präparat. Diese Tatsachen sind für den Importeur außerordentlich störend. Solange infolge von Reklamationen nicht bindende Entscheidungen höherer Zollstellen für einen Einzelfall vorliegen, weiß er vielfach nie, zu welcher Deklaration sich die unteren Ämter beim Eingang der Ware in das Zollgebiet entscheiden werden. Der Importeur muß daher, sobald es sich um den Bezug eines Präparates in größeren Quantitäten handelt, das als Geheimmittel angesprochen werden könnte, entweder unter Einsendung von Proben verbindliche Tarifauskünfte einholen oder im Kreise seiner Abnehmer sondieren, ob die Konsumenten geneigt sind, das Präparat trotz des hohen Aufschlags von 5 Mk. auf 1 kg des Bruttogewichtes der Aufmachung regelmäßig zu beziehen. Nach den Bestimmungen des V. Nachtrages von 1910, S. 70/71, sind als Geheimmittel nicht anzusehen solche Zubereitungen, welche:

1. in das Arzneibuch für das Deutsche Reich aufgenommen sind und unter der dort angewandten Bezeichnung angeboten werden;
2. in der medizinischen Wissenschaft und Praxis als Heilmittel allgemeine Anerkennung gefunden haben;
3. lediglich als Desinfektionsmittel, kosmetische Mittel (Mittel zur Reinigung, Pflege oder Färbung der Haut, des Haares, oder der Mundhöhle), Nahrungs- und Genußmittel oder Kräftigungsmittel angeboten werden.

Für die Verzollung von kosmetischen Erzeugnissen bestehen derartige Schwierigkeiten nicht; es kann daher für diese Materie auf den Tarif und die amtlichen Anleitungen verwiesen werden.

IV. Abschnitt.

Der Verkehr des Grossisten mit dem Detailhandel.

Die wichtigsten Glieder des Zwischenhandels für die Abgabe der pharmazeutischen und kosmetischen Spezialitäten an den Konsumenten sind die Apotheken und Detaildrogerien, welche beide wiederum die Hauptabnehmer der Spezialitätengrossisten bilden. Bevor eine Schilderung des Geschäftsverkehrs desselben mit dem Detailhandel gegeben werden kann, ist es notwendig zu untersuchen, welche Stellung die pharmazeutische und die kosmetische Spezialität im Betriebe der Apotheke und Detaildrogerie einnehmen.

Die Apotheke.

Der Betrieb der deutschen Apotheke war bereits im Mittelalter infolge der Idee der Nahrungsfürsorge durch die Verleihung von übertragbaren und veräußerlichen Privilegien geschützt, die der Apotheke ein Monopol für die Versorgung der Konsumenten mit Heilmitteln gaben. Die Maßnahmen, welche im Anfang des 19. Jahrhunderts auf die Einführung der allgemeinen Gewerbefreiheit gerichtet waren, haben der Apotheke ihre Monopolstellung nicht genommen. Die Gründe, welche ein solches Verhalten der Regierungen in einer Zeit der Aufhebung aller Gewerbebeschränkungen bestimmten, basierten jedoch nicht mehr in erster

Linie auf der Idee der Nahrungsfürsorge für den Apotheker, sondern auf der Erwägung, daß die Gesundheit der Bevölkerung nur durch eine einwandfreie Arzneimittelversorgung garantiert werden könne, welche nach Ansicht der deutschen Behörden — das Ausland befolgt vielfach eine entgegengesetzte Regelung — wiederum nur möglich sei, wenn die Apotheke dem Konkurrenzkampfe entzogen wird. Das Aufgeben des alten Leitgedankens äußert sich besonders darin, daß in der Neuzeit (in Preußen erst seit 1894) nur noch unveräußerliche und unübertragbare Personalkonzessionen verliehen werden. Die alten, bis zu diesen Terminen bestehenden Konzessionen mit unbeschränkt übertragbaren und veräußerlichen Rechten wurden mit Rücksicht auf die hohen Idealwerte ihren Inhabern in vollem Umfange belassen. Diese Regelung des deutschen Apothekenwesens, welche die verkäufliche Apothekenkonzession neben der unverkäuflichen (d. h. gebunden an die Person des jeweiligen Konzessionars unter Anheimfallung an die Regierung beim Tode oder freiwilligen Rücktritt des Inhabers) bestehen ließ, hat sich im Laufe der letzten 20 Jahre als ein schwerer Mißgriff der Landesregierungen erwiesen. Das Mißverhältnis zwischen verkäuflichen und unverkäuflichen Betrieben — 1910 ca. 4100 verkäufliche und ca. 2000 unverkäufliche — im Hinblick auf die stetig wachsende Zahl der Konzessionsanwärter und die nur langsame Vermehrung neu konzessionierter Betriebe [21]) führte zu einer Hausse im Handel mit verkäuflichen Apotheken. Es wurden und werden noch heute bei Verkäufen Preise angelegt, die in einer 7—8fachen Kapitalisierung des Jahresumsatzes bestehen und die in keiner Weise auf die veränderten Lebensbedingungen des Apothekenbetriebes Rücksicht nehmen. Um nur die oft außerordentlich hohe Zinsenlast herauswirtschaften zu können, besteht die Gefahr, daß „minderwertige Arzneien geführt werden" und hiermit die Sicherheit einer einwandfreien Arzneimittelversorgung nicht mehr gewährleistet ist. Die Reichsregierung brachte daher 1907 einen Gesetzentwurf heraus, der die bis dahin landesrechtlich geregelte Materie der „Errichtung und Verlegung von Apotheken" der Gesetzgebung des Reiches einfügen sollte. Der Entwurf forderte prinzipiell die reine Personalkonzession und die allmähliche Ablösung der alten Gerechtsame. Da die beteiligten Fachkreise diesen Vorschlägen mit einer heftigen Agitation begegneten, deren Argumenten sich auch der Reichstag nicht verschließen konnte, so zog die Regierung den Entwurf zurück, um auf eine geeignetere Gelegenheit zu warten oder um die endgültige Regelung der Materie den Landesregierungen zu überlassen, wie es neuerdings den Anschein hat. Das Monopol, welches der deutschen Apotheke durch die Konzession gegeben wird, umfaßt nicht den gesamten Heilmittelverkehr, sondern nur dessen sanitätspolizeilich wichtigsten Teile. Es beschränkt sich:

1. „Auf die Anfertigung von Arzneien nach ärztlicher Vorschrift (Rezeptur)."
2. „Auf den Verkauf der zusammengesetzten Arzneien (Arzneipräparate, Arzneimischungen)."
3. „Auf den Verkauf einfacher Arzneimittel von stärkerer Wirkung."

Alle „indifferenten Arzneimittel" sind auf Grund von Kaiserlichen Verordnungen, für deren Erlaß § 6, Abs. 2 der Gewerbeordnung die erforderliche Autorisation gibt, dem freien Verkehr überlassen und somit dem alleinigen Verkaufsbereich der Apotheke entzogen. Neben der Konkurrenz, die hier der Apotheke durch den freien Verkehr, d. h. durch die Detaildrogerie entsteht, hat die Apotheke innerhalb ihres Anfertigungsmonopols mit der Konkurrenz der pharmazeutischen Spezialitätenindustrie zu kämpfen, die, wie früher geschildert, immer größere Anteile der Rezeptur an sich zu reißen sucht. Während Mylius (Kleiner Ratgeber für den Apothekenkauf, 1902, S. 50) den Anteil der Rezeptur und des Handverkaufes (dem die Abgabe der Spezialitäten in jedem Falle — auf Rezept hin oder ohne Rezept — zugerechnet werden muß) für die früheren Zeiten noch mit je 50% des Umsatzes bewertet, bezeichnet 1910 der Kreditverein Deutscher Apotheker [22]) dieses Verhältnis mit 33 : 65, d. h. vom Umsatz ca. 33$^1/_3$% Rezeptur und 66$^2/_3$% Spezialitäten. Wird nun berücksichtigt, daß der Verdienst an der Spezialität, soweit keine Dispensationsgebühr anzurechnen ist oder soweit nicht Abgabe im Anbruch vorliegt, meist bedeutend niedriger als bei der Rezeptur ist, so widerspricht es allen kaufmännischen Grundsätzen, beim Verkauf einer Apotheke den Umsatz der Spezialitäten mit demselben Quotienten zu kapitalisieren, welcher für die Kapitalisierung des Umsatzes in der Rezeptur dient. Das nachfolgende Beispiel (entnommen der Apotheker-Zeitung 1906, S. 1067) gibt eine anschauliche Ergänzung dieser Kritik.

Umsatz in Spezialitäten	6 000	Mk.
kapitalisiert mit 8	48 000	„
5% Zinsen auf 48 000 Mk.	2 400	„
25% Bruttoverdienst auf Spezialitäten	1 500	„
Bruttoverlust	900	Mk.

oder bei einem:

Bruttoverdienst von 40% auf Spezialitäten	2400 Mk.
5% Zinsen auf 48 000 Mk.	2400 „
Bruttogewinn	— Mk.

Nach dieser Aufstellung muß in dem einen Fall der durch die Spezialitäten aufzubringende Zinsbetrag zum Teil noch von dem Verdienst an der Rezeptur gedeckt werden. Wenn trotzdem immer wieder Apothekenkäufe zu derartigen Bedingungen vorgenommen werden, so geschieht es einmal vielfach in der Hoffnung, den Umsatz steigern zu können, andererseits weil die Verkäufer die Stärkeren sind. Genaue Zahlen über die Selbstkosten der Rezeptur und, getrennt von diesen, solche über die Spezialitäten liegen in der Literatur wie in den Fachorganen nicht vor. Das vorhandene statistische Material enthält immer nur Angaben von Prozentzahlen über die Selbstkosten und den Gewinnaufschlag für den gesamten Umsatz. Ferner fehlen Zahlen über das Verhältnis des Reingewinnes zu dem investierten Eigenkapitale. Erst diese Zahlen würden klar erkennen lassen, ob die Rendite unter dem Einfluß der Sepzialitäten tatsächlich so stark zurückgegangen ist, wie es die Fachkreise durchweg behaupten. Abgesehen von diesen Mängeln gibt die nachstehende Statistik der Apothekerkammer für die Provinz Sachsen [23]) vom Jahre 1904, welche für 89 Betriebe aller preußischen Provinzen aufgenommen wurde, ein anschauliches Bild über den Unterschied der wirtschaftlichen Lage zwischen der verkäuflichen und der unverkäuflichen Apotheke:

Durchschnitt für 75 verkäufliche und 14 unverkäufliche Betriebe.

Umsatz	= 100% verkäuflich	= 100% unverkäuflich
Waren (Drogen, Chemikalien, Spezialitäten, Verbandstoffe, Mineralwässer, Kartonagen usw.)	40,06	40,53
Unkosten (Gehälter, Löhne, Portis, Fracht, Steuern, Abschreibungen usw.)	21,55	24,20
Ladenmiete	6,40	6,97
Zinsen ($4^1/_2$% vom Kundschaftswert [Konzession], sowie vom Wert der Geschäftseinrichtung und vom Warenlager	16,34	5,45
Reingewinn	15,65	22,85

Die Zahlen lassen erkennen, daß der Posten: Waren bedeutend höher als der Posten: Unkosten ist, in welch letzterem die Gehälter als Haupt=

unkosten der Rezeptur enthalten sind. Es ist daher anzunehmen, daß ein erheblicher Teil des Umsatzes aus den weniger Gewinn abwerfenden Spezialitäten besteht. Ferner zeigen die Zahlen, wie verhältnismäßig günstiger der Reingewinn der Personalkonzession gegenüber dem der verkäuflichen Konzession ist, welche mit der Zinslast für den Idealwert der Konzession belastet ist. Es ergibt sich schließlich hieraus für die Spezialitätenindustrie, daß die Präparate derselben in dem Betriebe des Personalkonzessionars wahrscheinlich weniger ungern gesehen und verkauft werden als im Betriebe der Realkonzession.

Abwehr der Apotheke gegenüber der pharmazeutischen Spezialität.

Die Entwicklung der Spezialitätenindustrie ließ in ihren Anfangsstadien naturgemäß den Apotheker noch nicht so klar erkennen, welche Umwälzungen die Spezialitäten im Apothekenbetriebe hervorrufen würden. Erst in den letzten 20 Jahren kam diese Erkenntnis, welche im Verlaufe dieser Zeit einen Gegensatz zwischen der Industrie und der Apotheke zeitigte. Die Industrie glaubt, daß sie in den Kreisen der Apotheken auf Unterstützung hinsichtlich des Absatzes ihrer Fabrikate nicht rechnen kann und daß sie daher das Prinzip der Konsumentenpropaganda, welches allerdings ohnehin die Wesenheit der Spezialität ausmacht, und das Prinzip der Ärztepropaganda immer mehr in Anwendung bringen muß. Andererseits konstatiert der Apotheker, besonders wenn er seine Konzession zu teuer bezahlt hat, ein Sinken des Gewinnkoeffizienten, was vielfach aus dem Zurückdrängen der Rezeptur, dem Rückgrat einer jeden Apotheke, durch die Spezialitäten zu erklären ist. Da jedoch aus den geschilderten Gründen die Verkaufsmodalitäten einer Konzession den allgemein üblichen kaufmännischen Grundsätzen nicht angepaßt wurden, so richteten sich die Reformbestrebungen auf eine Abwehr der Spezialität. Dieselbe wird durchgeführt einmal durch den genossenschaftlichen Zusammenschluß. Die bedeutsamste Tat auf diesem Gebiete ist die Gründung der Handelsgesellschaft Deutscher Apotheker m. b. H., Zentrale Berlin, welche ursprünglich (1904/05) vor allem den verbilligten Einkauf von pharmazeutischen Spezialitäten ermöglichen sollte [24]); jedoch bereits 1907 wurden Chemikalien auf Lager gelegt und die Eigenfabrikation von Verbandstoffen begonnen. Das Jahr 1909 sicherte durch Vertrag mit der angesehendsten Vegetabilienfirma Deutschlands den Bezug von Vegetabilien und vermehrte die Eigenfabrikation der Genossenschaft, welche sich nicht mehr auf Verbandstoffe beschränkte. Die Genossenschaft stellte ihren Mitgliedern vielmehr auch Ersatzpräparate für bekannte Spezialitäten zu hohen Rabattsätzen auf die Detailpreise zur Verfügung, für welche indessen im Gegensatz zur Industrie keine Konsumentenpropaganda unternommen wird. Die Entwicklung der Gesellschaft, die noch nicht abgeschlossen ist, wurde unterstützt durch Eröffnung zahreicher Filialen im Reich; die Umsätze begannen 1904 mit dem Betrage von ungefähr einer halben Million und erreichten für das Jahr 1912 den Betrag von nahezu 22 Mill. Mk. Die Überschüsse werden in Form einer Kapital- und einer Warendividende (letztere auf die Höhe der Warenbezüge eines jeden Gesellschafters) verteilt. Es werden im Durchschnitt 6% Kapital- und 5% Warendividende ausgeschüttet. Der Abschluß für 1912 brachte jedoch die erste Enttäuschung, indem die Warendividende infolge der allzu schnellen Expansionstätigkeit auf 4% sank. Da ungefähr zwei Drittel der deutschen Apotheken einen großen Teil ihres Bedarfes bei der „Hageda" decken, so kann gesagt werden, daß sich der Bruttogewinn an den so sehr umstrittenen Spezialitäten um einige Prozent gehoben hat. Neben dieser Einkaufsgenossenschaft, die nur rechtlich eine G. m. b. H. ist, bestehen noch einige kleineren und kleinsten Umfanges, welche nur lokale Bedeutung haben. Ebenfalls nur lokale Bedeutung hat das Nährmittelwerk des Hessischen Apothekervereins, Reinheim in Hessen, welches für seine Mitglieder Ersatzpräparate von zwei bekannten Spezialitäten anfertigt. Die Propaganda, die für die beiden Präparate außerhalb der Apotheken gemacht wird, beschränkt sich auf die Ärzte. In losem Zusammenhange mit den genossenschaftlichen Bestrebungen steht das „Spezialitäten- und Warenzeichenunternehmen des Deutschen Apothekervereins", welches ungefähr seit 1908 besteht. Das Unternehmen verzichtet auf jegliche Fabrikation; es überläßt diese nach seinen besonderen Vorschriften den angeschlossenen Apotheken, denen ebenfalls der Gebrauch der dem Unternehmen geschützten Warenzeichen, Packungen usw. gestattet wird. Durch diese Einrichtung soll die Laboratoriumsarbeit belebt, die Fabrikspezialität zurückgedrängt und der Apotheker in den Stand gesetzt werden, Spezialitäten abzugeben, über deren Beschaffenheit er sich durch die eigene Herstellung orientieren kann.

Außer dieser Abwehr durch genossenschaftlichen Zusammenschluß wird eine Änderung der bestehenden Verhältnisse durch eine rege Agitation der Apothekervereine angestrebt, von welchen der Deutsche Apothekerverein, Berlin, und der Verein zur Wahrung der wirtschaftlichen Interessen Deutscher Apotheker, Eupen im Rheinland, am tatkräftigsten vorgehen.

Es lassen sich hier drei Tendenzen unterscheiden. Zunächst besteht das Bestreben, die pharmazeutische Spezialität völlig vom Markte verschwinden zu lassen. Als wirksamstes Mittel hierfür dient die Agitation um Aufhebung oder Abkürzung der Dauer des Schutzes von Warenzeichen für pharmazeutische Präparate. Die Industrie würde hierdurch ganz außerordentlich getroffen werden, denn ihre Erzeugnisse wären dann vogelfrei. Solange die Agitation dieses Ziel nicht erreichen kann, findet sie sich mit der Existenz der Spezialitäten ab und versucht, den Verkauf derselben recht gewinnbringend zu gestalten. Dies geschieht — es ist die zweite Tendenz — durch Versuche, den Umsatz in der Weise zu heben, daß die Spezialität nach Möglichkeit dem freien Verkehr, d. h. dem Verkauf durch die Detaildrogerie entzogen wird. Der Reichstag wie der Bundesrat werden mit Eingaben bestürmt, in welchen eine Verschärfung der Bestimmungen der Kaiserl. Verordnung vom 22. Oktober 1901 dahin verlangt wird, daß der Grossohandel bei der Abgabe von dem freien Verkehr entzogenen Spezialitäten sich zu vergewissern hat, ob sein Abnehmer „berechtigter" Wiederverkäufer ist. Es soll hiermit dem Grossisten eine Kontrollarbeit aufgebürdet werden, welche die regelmäßigen Revisionen der Detaildrogerien bisher nicht umfassend genug leisten konnten. Neben der Hebung des Umsatzes wird eine Gewinnsteigerung dadurch — es ist dies die dritte Tendenz — versucht, daß von der Industrie eine Erhöhung des Rabattsatzes auf 37½% verlangt wird, was einem Aufschlag von 60% auf den Einkaufspreis gleichkommt, der nach der deutschen Arzneitaxe dem Apotheker für „fabrikmäßig hergestellte Zubereitungen in fertiger Aufmachung" zusteht, soweit der Fabrikant nicht höhere Detailpreise festgesetzt hat. Diese Bestrebungen, die durch die Existenz der „Hageda" sehr unterstützt wurden, sind vielfach erfolgreich gewesen, soweit es sich um Präparate handelt, welche dem freien Verkehr entzogen sind.

Aus einer Zusammenfassung der vorangehenden Ausführungen ergibt sich, daß über dem Beruf eines Apothekers, der eine verkäufliche Konzession erworben hat, eine gewisse Tragik lastet, selbst dann, wenn berücksichtigt wird, daß die Agitation, um das Mögliche zu erreichen, die Lage ungünstiger darstellt als die tatsächlichen Verhältnisse es sind. Die Apotheke war es, welche durch die hohe wissenschaftliche Bildung ihrer Leiter den Grundstein für die heutige pharmazeutische Industrie legte, und die sich jetzt durch die Fabrikate jener Industrie in ihrem Arbeitsfelde bedroht sieht. Die glänzenden Erfolge, welche die genossenschaftliche Bewegung in den letzten 10 Jahren gezeitigt hat, können hier nur geringe Abhilfe schaffen. — Die alten Gerechtsame der Apotheke ragen in eine Zeit hinein, die von dem Gedanken der Gewerbefreiheit beseelt ist, die eine Abschwächung des Konkurrenzkampfes der privaten Initiative überlassen will und die dort, wo der Staat oder die Kommunen noch Industrie- oder Handelsmonopole (z. B. Überlandzentralen, Petroleummonopol) zu vergeben haben, den „gemischten Betrieb" fordert, der der Allgemeinheit über die Organe des Staates oder der Kommune hinweg einen erheblichen Anteil aus den Gewinnen des Monopols sichern soll. Die Reichsregierung mußte diesen Anschauungen Rechnung tragen, als sie in dem Entwurfe von 1907 die Konzession im Interesse der allgemeinen Wohlfahrt allerdings beibehielt, jedoch nicht über die Lebenszeit oder den freiwilligen Rücktritt des Konzessionars ausgedehnt und gleichzeitig mit Betriebsabgaben belegt wissen wollte. Der Entwurf scheiterte damals an der Unmöglichkeit, einen brauchbaren Modus für die Ablösung der bestehenden verkäuflichen Gerechtsame zu finden. Die Regierung versuchte 1907/08 und 1910 einen neuen Ausweg durch den Entwurf eines „Kurpfuschergesetzes", welcher der Apotheke einen Teil der Rezeptur wiedergegeben hätte, indem die pharmazeutische und kosmetische Spezialitätenindustrie künstlich niedergedrückt werden sollte. Die Entwürfe scheiterten an dem Widerstande der beiden Industrien, die aus kleinen Anfängen heute für ungefähr 100 Mill. Mk. Detailwerte im Jahre produzieren, und die nicht als Opfer für eine verfehlte Verkaufspolitik der Konzessionsinhaber dienen wollten. Es zeigt sich hieraus, daß die Spezialitätenbewegung, auch wenn sie durch schärfere Gesetzesmaßnahmen gedämpft wird, ansteigen wird, und zwar solange, als die medizinische Wissenschaft nicht auf die Verwendung von chemisch-pharmazeutischen Medikamenten verzichtet oder nur zu einfachsten Arzneiformen übergeht, was beides wahrscheinlich noch in weiter Ferne sein wird, obwohl schon kleine Ansätze abseits der streng allopathischen Richtung zu beobachten sind. Es muß dem Stande der Apotheker überlassen bleiben, ob er bei dieser Lage der Dinge, deren Darstellung auf objektivem Studium beruht, noch hoffen darf, sich den alten Besitzstand seiner Rezepturtätigkeit zurückzuerobern und ob er nicht die verkäufliche Konzession der Personalkonzession opfern will.

Die Detaildrogerie.

Die Detaildrogerie ist durch Abspaltung von der Drogen-Großhandlung entstanden. Sie ist seit der Zeit ihrer Entwicklungsanfänge, als sie noch nicht Drogerie, sondern Materialwarenhandlung hieß, bis auf den heutigen Tag als die geborene Konkurrentin der Apotheke zu bezeichnen. Das Hauptgebiet ihrer Tätigkeit lag im 17., 18. und bis zur Mitte des 19. Jahrhunderts im Handel mit Farbwaren, technischen Drogen und Chemikalien, feinen Gewürzen u. a. m., während die Abgabe von Medizinalartikeln, die sich nach den bestehenden Verordnungen auf größere Quantitäten im Einzelfall beschränken sollte, nur im Nebenbetriebe gepflegt wurde. Wie aus den damaligen Berichten [25]) hervorgeht, blieb es jedoch nicht bei der Beschränkung auf größere Quantitäten, sondern viele Medizinalwaren wurden in den Handverkauf mit einbezogen, was um so leichter möglich war, als die Behörden der Sache wenig Beachtung schenkten und ihren Verboten nicht den genügenden Nachdruck durch Anwendung der Verordnungen verliehen. Eine Wendung trat erst ein, als die Gewerbeordnung — 1869 zunächst für den Norddeutschen Bund, 1871 für das Deutsche Reich — publiziert wurde. Nach einem Vorbehalte des § 6 Absatz 2 wurde bestimmt, daß durch eine Kaiserl. Verordnung festzustellen sei, welche Apothekerwaren dem freien Verkehr (also besonders der Drogerie) zu überlassen sind. Die erste Kaiserl. Verordnung, welche 1872 erschien, enthielt außerordentlich scharfe Bestimmungen und entzog vieles dem freien Verkehr, was infolge der milden Anwendung der alten Verordnungen bisher in den Detaildrogerien ohne Bedenken täglich verabfolgt wurde. Da sich die Detaildrogerien in ihren wichtigsten Lebensbedingungen außerordentlich bedrängt fühlten, so setzte ein heftiger Kampf um die fernere Gestaltung der Kaiserl. Verordnung ein.

Es lassen sich für diese Bestrebungen zwei Haupttendenzen feststellen. Die eine geht dahin, daß alle diejenigen chemisch-pharmazeutischen Zubereitungen, welche zu reinen Heilzwecken der Abgabe durch die Apotheke vorbehalten werden müssen, zur Verwendung für sonstige Zwecke (Vorbeugung von Krankheiten, kosmetische und gewerbliche Zwecke) dem freien Verkehr zu überlassen sind. Die andere Tendenz verfolgt das Ziel, die Zahl derjenigen Drogen und Chemikalien, deren Verkauf ausschließlich der Apotheke zusteht, ständig zu verringern, soweit sie indifferenter Natur sind. Im Zusammenhang mit diesen Fragen haben die pharmazeutische und die kosmetische Spezialitätenindustrie ein Interesse nur an der Durchsetzung der ersten Tendenz, die ihnen neben der Apotheke, dort, wo es sich nicht um reine Heilwirkungen ihrer Präparate handelt, durch die Detaildrogerie einen großen Zuwachs von Abgabestellen schaffen kann. Im Laufe der Jahre ist es den Detaildrogisten, in deren Mitte sich viele Apotheker befinden, die infolge der Überfüllung ihres ursprünglichen Berufes und der hohen Preise für Apotheken in den Drogenhandel abgewandert sind und welche die Wucht der Agitation vielfach verstärkt haben [26]), gelungen, ihren Wünschen gemäß mehrfach Änderungen der Kaiserl. Verordnung durchzusetzen. In Geltung ist jetzt die Fassung vom 22. Oktober 1901 [27]), welcher zwei Verzeichnisse (A und B) beigegeben sind. Das Verzeichnis B enthält namentlich aufgeführte Drogen und Chemikalien, die nur durch Apotheken verkauft werden dürfen, es sei denn, daß ein Großhandel vorliegt [28]). Das Verzeichnis A enthält dagegen namentlich aufgeführte Kategorien von Zubereitungen, welche als Heilmittel, d. h. nach der Defintion des § 1 der Verordnung „Mittel zur Beseitigung und Linderung von Krankheiten bei Menschen und Tieren", ausschließlich dem Verkaufe durch die Apotheke vorbehalten sind, jedoch in dem Augenblick — mit wenigen Ausnahmen — dem freien Verkehr angehören, wo sie als Prophylaktika (Vorbeugungsmittel), als Kosmetika, zur Desinfektion usw. abgegeben werden. Die Definition, welche § 1 für den Begriff des Heilmittels gibt, ist von hoher Bedeutung für die pharmazeutische Spezialität wie für die Detaildrogerie. Sie ermöglichte es, daß die zahlreichen Spezialitäten, welche rein diätetischen Zwecken dienen — die durch die früheren Fassungen der Verordnungen dem Verkauf der Detaildrogerie entzogen waren — einen ständigen Platz in dem Warenbestande der Drogerie erhielten; die Einsicht in die Umsatzzahlen der Grossisten wie der Detaillisten beweist dies. Es kann daher im Gegensatz zur Apotheke, die in der Spezialität einen „Eindringling" sieht und dieselbe als solchen bekämpft, von einem Kampfe der Drogisten für die pharmazeutische Spezialität gesprochen werden. Wiederum im Gegensatz zur Apotheke nimmt der Detaildrogist die Beschränkungen, die ihm die pharmazeutische Industrie hinsichtlich seiner Bewegungsfreiheit durch die Bindung an feste Detailpreise macht, bedeutend williger auf sich und findet sich im Hinblick auf den Zuwachs seiner umsatzfähigen Artikel leichter mit dem vielfach relativ geringen Rabattsatz der pharmazeutischen Spezialitäten ab.

Eine gänzlich andere Stellung nimmt der Detaildrogist zur kosmetischen Spezialität ein. Der Vertrieb von kosmetischen Artikeln im Detailverkehr findet in der Hauptsache — neben geringer Konkurrenz der Apotheken, Seifengeschäfte und Friseurgeschäfte — durch die Drogerie statt. Solange nun die kosmetische Industrie nicht das Prinzip der Konsumentenpropaganda für sich ebenfalls in Anspruch nahm, hatte der Drogenhändler freie Wahl hinsichtlich der Lieferanten seiner Waren und der Preisnormierung; eine oft recht umfangreiche Eigenfabrikation war möglich und lohnend, da der Konsument sich in der Auswahl noch vom Verkäufer leiten ließ. Seitdem indessen die kosmetische Industrie durch ihre Propaganda den Konsumenten ausschließlich für ihre Präparate nicht nur zu bestimmen sucht, sondern auch erfolgreich bestimmt, ist der Verkäufer in der Auswahl seiner Lieferanten usw. und in der Normierung seiner Detailpreise vielfach beschränkt. Der Umsatz wirft durch die Spezialitäten infolge der geringeren Rabattsätze nicht mehr den Bruttogewinn ab, den das Eigenfabrikat oder der Bezug von Fabrikanten ermöglichte, die mit ihrer Werbetätigkeit nicht an das große Publikum herantraten. Die Folge ist, daß die Drogerien in eine gewisse Kampfstellung zur kosmetischen Spezialität geraten, welche besonders die Fabrikanten von Ersatzpräparaten für bekannte Spezialitäten auszunutzen versuchen. Soweit es nicht möglich ist, durch den Verkauf von Ersatzpräparaten den Bruttoverdienst zu heben, wird nach dem Vorbilde der Apotheker durch genossenschaftlichen Zusammenschluß ein billigerer Einkauf der Spezialitäten erstrebt. Indessen der Stand der Drogeristen hat bis heute noch nicht ein Unternehmen zu schaffen vermocht, wie es die „Hageda" für die Gesamtheit der deutschen Apotheker ist. Die starke Konkurrenz der Drogerien untereinander und die bedeutend schwächere Kapitalkraft des Einzelnen haben genossenschaftliche Gebilde geschaffen, die meist nur lokale Bedeutung haben. Selbst in Berlin ist es nicht möglich gewesen, eine in größerem Stile begründete Genossenschaft lebensfähig zu erhalten. Infolge dieser Fehlschläge wendet man sich in letzter Zeit wieder der Eigenfabrikation zu.

Anbahnung des Geschäftsverkehrs zwischen Grossist und Detailleur.

Nachdem im vorhergehenden Abschnitt die Stellungnahme der beiden Hauptabnehmer der Grossisten zur pharmazeutischen und kosmetischen Spezialität dargestellt war, kann zu einer Schilderung der Beziehungen der Grossisten zu den Apotheken und Drogerien übergegangen werden. Entsprechend der handelstechnischen Eigenart der Spezialitäten regelt sich die Deckung des Bedarfes des Detailleurs fast automatisch. Da es für den Detailleur eine Unmöglichkeit ist, von der großen Zahl der Artikel ständig alle auf Lager zu halten, so beschränkt er sich auf die Lagerhaltung der gangbarsten Waren. Die Erneuerung dieser Lagerbestände, wie die Eindeckung in Spezialitäten, die zwar außerhalb dieses Bereiches liegen, jedoch infolge Vorliegens von Aufträgen aus Konsumentenkreisen besorgt werden müssen, geschieht in der Weise, daß der Detailleur bei seinem Grossisten täglich oder innerhalb größerer Intervalle die entsprechenden Bestellungen aufgibt. Der Einfluß des einzelnen Grossisten auf den Detailleur ist daher ein sehr begrenzter. Er ist darauf beschränkt, den Detailleur zu bestimmen, aus der Zahl der Grossisten gerade ihn zur Deckung des gesamten Bedarfes auszuwählen; die Ausgestaltung dieser Bedarfsdeckung ist dem Grossisten indessen, im Gegensatz zu anderen Zweigen des Grossoverkehrs, nicht möglich, da der Spezialitätendetailleur in seiner Verkaufstätigkeit gehemmt ist: nicht er leitet den Konsumenten bei seiner Bedarfsdeckung, sondern der Kleinhändler wird von diesem geleitet. Die Kraft der Werbetätigkeit des Grossisten richtet sich daher auf das Bestreben, bei der Errichtung neuer Apotheken- oder Drogeriebetriebe oder bei dem Wechsel von Inhabern bestehender Betriebe als alleiniger Lieferant herangezogen zu werden. Den Zuschlag erhält dann nicht derjenige Grossobetrieb, der die besten Konditionen bewilligt — bei ihrer Uniformität für den gesamten Zwischenverkehr ist es kaum möglich, von besseren oder schlechteren Bedingungen zu sprechen —, sondern der ein reichhaltiges Lager, die schnellste und zuverlässigste Expedition und den besten Nachrichtendienst über die Bewegungen auf dem Spezialitätenmarkt aufweisen kann. Die tatsächlichen Verhältnisse bestätigen diese Ausführungen. Der Reisende des Grossisten hat seine Hauptarbeit erledigt, sobald er einen neuen Abnehmer für sein Haus gewonnen hat. Wenn er trotzdem die Kundschaft in einem gewissen Turnus (Stadtkundschaft ungefähr monatlich, nähere Provinz vierteljährlich, entferntere Provinz halbjährlich) besucht, so geschieht es in erster Linie, um das Inkasso der fälligen Außenstände zu besorgen und Mängelrügen über die Expedition usw. entgegenzunehmen, die sich telephonisch oder brieflich schlecht erledigen lassen und nun durch den Bericht des Reisenden abgestellt werden sollen. Erst in zweiter Linie entfaltet der Reisende eine Verkaufstätigkeit, die sich aus den geschilderten Ursachen in sehr begrenzten Bahnen bewegt und oft nicht viel mehr erreicht, als ohnehin die laufende Ordererteilung betragen würde. Indessen die größte Geschicklichkeit des Reisenden ist machtlos, sobald die Expeditionstätigkeit seines Hauses versagt. Die Bereitschaft, welche der Medikamentenkonsument fordert und auch fordern muß, wie die wachsende Konkurrenz zwingen den Detailleur, an die Schnelligkeit und Sicherheit der Expedition seines Grossisten immer höhere Anforderungen zu stellen. In den Großstädten (mit der näheren

Umgebung) genügt kaum ein zweimaliger Versand am Tage, der durch Boten, Radfahrer, Automobile usw. in regelmäßigen Touren bewältigt wird, sondern es ist oft erforderlich, außerhalb dieser Zeiten einen Eilversand vorzunehmen. Im Gegensatz hierzu bewegt sich der Post- und Bahnversand aus natürlichen Gründen in ruhigeren Bahnen. Ferner stellt der Detailleur hohe Ansprüche an den Nachrichtendienst des Grossisten. Die große Anzahl der Spezialitäten macht den Markt für den Detailleur außerordentlich unübersichtlich; der Grossist muß daher Kataloge zusammenstellen, aus welchen sich der Wiederverkäufer genau über alle Handelseigenschaften eines Präparates orientieren kann. Obwohl die Kataloge nur meist alle zwei Jahre neu aufgelegt und die Kosten durch Inserate der Fabrikanten gemindert werden, stellt die Ausarbeitung derselben bedeutende Anforderungen an den Grossisten.

Inhalt des Kaufvertrages.

Rabattsätze: Die Berechnung des Abgabepreises an Detailleure erfolgt, wie bereits früher erwähnt, durch Rabatte, die auf die Detailpreise gewährt und von den Fabrikanten für ein Präparat einheitlich für ganz Deutschland als Maximum wie als Minimum festgelegt werden:

30—50% für rein-medizinische Präparate,
20—40% für Nährmittel,
33⅓—50% für kosmetische Präparate.

Niedrige Grundrabattsätze erfahren für manche Fabrikate bei größerer einmaliger Abnahme oder Abschluß eine Erhöhung.

Skonto und Ziel: „Bei Kassakäufen (von 5 Mk. an) und bei Barregulierung seitens der Konteninhaber innerhalb 30 Tagen nach Schluß des Lieferungsmonats gewähren wir 2% Skonto; ausgeschlossen sind in beiden Fällen die in der Liste mit „Netto" bezeichneten Artikel. Für verspätete Zahlungen behalten wir uns entsprechende Zinsberechnung vor. Geht ein Geschäft auf einen anderen Besitzer über oder wird [es] aus irgendeinem Grunde aufgelöst, so ist unser gesamtes Guthaben sofort fällig." — Ergänzend ist zu diesen Bedingungen zu bemerken, daß die Ausnahme der „Nettoartikel" vom Skontogenuß nicht immer streng durchgeführt wird und daß für die Inanspruchnahme eines dreimonatlichen Kredites die Unterschrift des Akzeptes verlangt wird. Überschreitungen des Zieles von drei Monaten, die früher besonders seitens der Drogisten nicht selten waren, nehmen neuerdings infolge größerer Einigkeit der Grossisten in dieser Angelegenheit ab.

Versandbedingungen: „Postsendungen im Werte von 20 Mk. werden franko geliefert, wenn dieselben nicht mehr wie 5 Kilo wiegen."

„Postsendungen im Werte von 20 Mk., über 5 Kilo wiegend, werden franko geliefert und das Überporto in Anrechnung gebracht."

„Bahnsendungen im Werte von 50 Mk. werden franko geliefert; bei Eilgutsendungen in dieser Höhe vergüten wir die einfache Fracht."

„Nettoartikel werden nur unfrankiert geliefert und wird bei gleichzeitigem Versand mit anderen, franko zu liefernden Artikeln entsprechender Fracht- bzw. Portoanteil berechnet."

„Verpackung, Kisten usw. werden nicht berechnet, daher auch nicht zurückgenommen." —

Die vorstehenden Bedingungen sind nur als Richtlinien anzusehen; im Einzelfall müssen den Abnehmern vielfach Konzessionen gemacht werden.

Lieferfristen: Es wird stillschweigend angenommen, daß der Versand schnellstens erfolgt; nur dort, wo es sich um Besorgung von neuen oder nur selten verlangten Artikeln handelt, werden längere Fristen besonders vereinbart.

Umtausch: „Nur von uns bezogene, in gutem Zustande befindliche Artikel können, jedoch [erst] nach vorheriger Vereinbarung, zurückgenommen [zurückgegeben] werden; wir behalten uns aber vor, bis zu 10% vom Tageswert zur Deckung der darauf bereits lastenden Unkosten in Abzug zu bringen." — „Artikel, welche wir nicht auf Lager halten, besorgen wir auf Wunsch gern unter äußerster Preisnotierung, können dieselben jedoch keinesfalls zurücknehmen. Garantie für Preis und Lieferzeit übernehmen wir dabei nicht, da die meisten Fabrikanten bei Bezug einzelner Packungen keine Engrospreise bewilligen und Porto sowie Verpackung berechnen; auch geht in solchen Fällen das eventuelle zollamtliche Öffnen der Ware auf Gefahr des Empfängers." — In Ergänzung des ersten Passus ist zu bemerken, daß der Abzug bis zu 10% auf Retouren im Stadtverkehr nicht üblich ist; betreffs der Rücknahme beschädigter Waren, welche die vorstehenden Bedingungen nicht konzedieren wollen, kann hier auf die Ausführungen auf S. 46 verwiesen werden. In dem zweiten Passus finden die Prinzipien ihren Ausdruck, welche in dem Abschnitt: „Einkaufspolitik der Grossisten" (S. 48ff.) für den Bezug von Neuheiten als maßgebend bezeichnet wurden.

Einhaltung der Detailpreise: Durch einseitige Erklärungen auf den Fakturen machen die Grossisten darauf aufmerksam, daß die vom Fabrikanten festgesetzten Detailpreise entsprechend den Vorschriften des „Markenverbandes" als Minimum innezuhalten sind. Trotzdem derartige Bemerkungen nach der Judikatur der Gerichte für die Gegenpartei nicht rechtsverbindlich sind, werden sie fast ausnahmslos beachtet, da keiner der Detailleure von einer Sperre des „Markenverbandes" betroffen sein möchte. Die erzieherische Wirkung der Tätigkeit dieses Verbandes (vgl. S. 24 ff.) ist für den gesamten Detailverkehr außerordentlich segensreich geworden, so daß der Detailleur heute auch die Preise derjenigen Fabrikanten als Minimum respektiert, welche nicht dem Markenverbande angehören.

Verkaufspolitik des Grossisten.

Obwohl zu den obigen allgemeinen Bezugsbedingungen eines Grossobetriebes bereits einige Ergänzungen gemacht wurden, welche verkaufspolitische Momente enthalten, sind noch Ausführungen über die Gesichtspunkte notwendig, nach welchen der Grossist seinen Abnehmern Kreditfristen einräumt oder nur gegen sofortige Kasse liefert. Die verschiedenartige Regelung dieser Frage bietet dem Grossisten, der sonst durch die Maßnahmen der Fabrikanten recht eingeengt ist, neben der Pflege seiner Versandorganisation die einzige Möglichkeit, seinen Kundenkreis vor dem der Konkurrenten zu erweitern. Es ist hier zu unterscheiden zwischen dem laufenden und dem sogenannten Einrichtungsgeschäft; ferner ob der Abnehmer eine Apotheke oder eine Drogerie ist.

Unter dem Einrichtungsgeschäft werden Aufträge verstanden, welche notwendig sind, um bei der Errichtung von Detailbetrieben mit den gangbarsten Spezialitäten versehen zu sein. Die Höhe derartiger Orders beläuft sich für eine größere Apotheke auf 1000—2000 Mk., für eine größere Drogerie auf 750—1500 Mk.; der Zuschlag hängt vielfach davon ab, ob und welches Ziel gewährt wird. Apotheken, die einen festen Rückhalt in ihrer Konzession haben und hierdurch das Risiko des Grossisten vermindern, erhalten Stundungsfristen bis zu einem Jahre, jedoch mit der gleichzeitigen Verpflichtung, ihren Bedarf zum mindesten während dieser Zeit ausschließlich bei dem liefernden Grossisten zu decken. Der Grossist kann ein derartiges Geschäft eingehen, da es mit einem geringen Risiko verbunden ist und der Zinsverlust ungefähr gleich ist den Kosten, die im regulären

Geschäft die allmähliche Anlieferung von Waren im Betrage der Einrichtungsorder erfordert hätte. Zum Leidwesen der Grossisten sind solche Aufträge seit den letzten 6 Jahren relativ selten, da sie meist der „Hageda", der Genossenschaft der Apotheker, zufallen. Der Drogerie werden, wenn nicht überhaupt prompte Zahlung des gesamten Betrages oder eines Teiles desselben bei Anlieferung verlangt wird, nie derartige Fristen bewilligt. Als Maximum dürften 3 Monate zu bezeichnen sein, und zwar nur gegen Akzept, da hinter der Drogerie nicht der Schutz einer Konzession steht, welche ein Monopol darstellt und den Konkurrenzkampf außerordentlich abschwächt. Immerhin haben diese Bedingungen unter dem Druck der „Hageda"-Konkurrenz, die dem Grossisten immer weitere Kreise seiner alten Apothekenkundschaft abnimmt und das Schwergewicht seiner Tätigkeit auf die Gewinnung der Drogerie verlegt, die Tendenz, günstiger zu werden.

Für das laufende Geschäft wurden der Apotheke bisher ohne weiteres die üblichen Zielfristen gewährt, während der Drogerie gegenüber größere Zurückhaltung geübt wurde; auch hier hat der Druck der „Hageda" unfreiwillig dahin gewirkt, daß die Drogerie jetzt vielfach günstiger gestellt wird. Den Apotheken gegenüber mußte eine vollkommen veränderte Verkaufspolitik eingeschlagen werden. Wie bereits an anderer Stelle berichtet, erhält der Apotheker auf seinen gesamten Bezug von der „Hageda" am Ende des Jahres durch die Warendividende einen Bonus von durchschnittlich 5% (1912 4%). Ein sehr großer Teil der Apotheker ist daher im Laufe der letzten 6 Jahre mit seiner Bedarfsdeckung vom Spezialitätengrossisten zu seiner Genossenschaft abgewandert und benutzt den regulären Grossohandel nur noch vereinzelt zur Aushilfe, die ihm auch nicht versagt wird; eine Lieferung erfolgt in diesen Fällen fast nur noch gegen sofortige Kasse. Der kleinere, meist kapitalschwächere Teil der Apotheken, der dem Genossenschaftsunternehmen aus verschiedenen Gründen nicht sympathisch gegenübersteht und dem regulären Grossohandel treugeblieben ist, benutzt jedoch geschickt die Konstellation, um von seinem Lieferanten Umsatzprämien auf den Jahresbezug zu erhalten. Der Grossist kann sich diesen Forderungen nicht ganz verschließen. Trotzdem hier infolge des Kapitalmangels ohnehin ein recht beträchtliches Ziel gewährt werden muß, ist der Grossist gezwungen, um die Apothekenkundschaft nicht vollständig zu verlieren, Umsatzprämien zu gewähren, die sich zwischen 1—3% bewegen, für welche er keinen nennenswerten Ausgleich von seinen Lieferanten, den Fabrikanten, erhält. Bis in die letzte Zeit war es dem Grossohandel seitens der Fabrikanten, die im „Markenverband" geeint sind, sogar verboten, dem Detailhandel auf „Markenartikel" Rückvergütungen zu gewähren. Seit 1912 ist es jedoch zu einer Einigung gekommen, nach der die Grossisten im Kampfe gegen Genossenschaftsunternehmungen Jahresprämien bewilligen dürfen.

V. Abschnitt.

Schlußbetrachtungen über den Grossoverkehr.

Der Inhalt des Abschnittes, welcher die allgemeine Lage der Grossisten darstellte, war bewußt unvollständig geblieben. Es fehlen dort Angaben über die Rendite der Unternehmungen, über die Konkurrenz inter pares u. a. m., welche privatwirtschaftlich vor allem interessieren und die aus systematischen Gründen an jener Stelle hätten gegeben werden müssen. Da jedoch der gesamte Betriebscharakter der Grossogeschäfte durch die Genossenschaftsbewegung der Apotheker während der letzten Jahre außerordentlich beeinflußt worden ist, so erschien es ratsam, jene Punkte im allgemeinen Teil zu vernachlässigen und erst hier nachzuholen, nachdem das Wesen jener Bewegung klargestellt war.

Zunächst ist es notwendig, jenen Wettbewerb zu betrachten, dem der Grossist außer der Genossenschaft der Apotheker noch zu begegnen hat. Als erste ist hier die Konkurrenz inter pares zu nennen. Sie ist vorhanden, indessen nicht in der Stärke, die für andere Zweige des Zwischenhandels zu konstatieren ist. Ihre relative Schwäche ist einmal dadurch bedingt, daß die Zahl der bestehenden Betriebe in keinem Mißverhältnis zu dem vorhandenen Bedarfe der Abnehmerkreise steht. Ferner dadurch, daß infolge der Einheitlichkeit der Abgabebedingungen, welche von den Fabrikanten geschaffen worden ist, der einzelne Grossist im Wettbewerb den Abnehmer hinsichtlich des Einkaufes nicht viel günstiger stellen kann, wie es der Konkurrenz der sonstigen Grossisten möglich ist. Jedoch abgesehen von diesen Ursachen ist der Wettstreit untereinander in den letzten Jahren außerordentlich gemildert worden durch ein gewisses solidarisches Zusammenhalten zur Abwehr der anschwellenden Genossenschaftsbewegung der Detailleure.

Eine weitere Konkurrenz ist die der sogenannten wilden Grossisten.

Sie wird meist von Detailleuren betrieben, die über ihren eigenen Bedarf hinaus direkt vom Fabrikanten größere Quantitäten kaufen, deren Überschuß sie dann an die Kollegenschaft zu Preisen abgeben, welche sich bis zu 10% unter den üblichen oder vom Fabrikanten festgesetzten Abgabepreisen an Detailleure bewegen. Trotz dieser Reduktion ergeben derartige Verkäufe noch einen Reingewinn von ca. 5%, da die üblichen Vertriebsspesen des Grossoverkehrs (für Versand usw.) nicht in Betracht kommen. Eine Abwehr ist für den Spezialitätengrossisten sehr schwer, da Beweismaterial nur selten zu erlangen ist und andererseits viele Fabrikanten — besonders der kosmetischen Industrie — trotz andauernder Klagen der Grossisten nicht einschreiten, sondern das Schleuderwesen anscheinend noch begünstigen.

Als letzte Konkurrenz der Grossisten ist die zu nennen, welche von den Fabrikanten selbst ausgeht, indem diese ihre Artikel unter Ausschaltung des Zwischenhandels direkt an den Detailleur liefern. Die Möglichkeit zu einer solchen Ausschaltung ist nach dem früher Gesagten überall dort gegeben, wo ein Präparat in den Kreisen der Konsumenten so festen Fuß gefaßt hat, daß es für den Detailleur ohne Risiko ist, sich größere Mengen in einem einmaligen Bezuge auf Lager zu legen oder einen Abschluß zu machen. Der Anreiz, direkt vom Fabrikanten zu kaufen, wird beim Vorliegen jener Voraussetzungen dadurch erhöht, daß der Fabrikant für solche Bezüge höhere Rabattsätze gewährt, als für diese sonst im regulären Grossoverkehr zu erhalten sind. Die Höhe dieser Extrarabatte schwankt zwischen 5—10% und gewährt dem Fabrikanten — bei Annahme einer Provision von 15% an Grossisten — eine Risikoprämie von 5—10% für vermehrte Handlungsunkosten, schleppende Zahlungsweise und Ausfälle, die ihm durch den Verkehr mit zahlreichen — oft kapitalschwachen — Detailleuren erwachsen. Trotzdem diese Risikoprämie oft nicht ausreichen mag, um Ausfälle zu decken — was stets von den Grossisten behauptet wird —, wird dennoch dieser Vertriebsmodus von einer größeren Anzahl von Fabrikanten gepflegt, weil der günstigere Rabattsatz das Interesse des Detailleurs am Verkaufe von Spezialitäten erhöhen soll, wodurch der Fabrikant im Zusammenhang mit seiner Konsumentenpropaganda eine Hebung des Gesamtabsatzes erhofft. Die Grossisten — von ihrem Standpunkt aus ganz mit Recht — wehren sich gegen diese Verkaufspolitik der Fabrikanten, welche jedoch selten zur Einschränkung derselben zu bestimmen sind, da sie sich ihrer Machtstellung gegenüber dem Grossisten sehr wohl bewußt sind.

So störend auch die drei obigen Konkurrenzarten für den einzelnen Grossisten sind, sie treten zurück hinter der Einwirkung, welche von der Genossenschaftsbewegung der Apotheken ausgeht. Das Dasein der „Hageda" hat die Grundbetriebsverhältnisse der Grossisten in dreifacher Hinsicht verändert: Hemmung der natürlichen Expansion, Verschlechterung der Bonität der Abnehmer und Schmälerung der Rendite.

Die Hemmung der Expansion resultiert aus der Abwanderung der Apothekenbetriebe, die nur noch zu etwa einem Drittel ihren Bedarf durch den regulären Grossoverkehr decken. Die Einbuße am Umsatz, den die Gesamtheit der Spezialitätengrossisten auf diese Weise erleidet, ist für 1912 entsprechend dem Umsatz der „Hageda" von 22 Mill. Mark auf etwa 10 bis 15 Mill. Mark zu schätzen.

Im Zusammenhang mit diesen Tatsachen hat die Bonität des Kundenkreises der Grossisten eine bedeutende Verschlechterung erfahren. Die besten Zahler unter den Apotheken sind zu Abnehmern der „Hageda" geworden; die dem Grossisten verbleibende Zahl der Apotheken kauft oft von ihm nur aus Rücksicht auf die längeren Zahlungsfristen, die der Grossist gewährt. Andererseits ist der Ersatz, den der Grossist für den Verlust der Apotheken in der Gewinnung der Kundschaft der Detaildrogerien sucht, ebenfalls mit der Gewährung längerer Kreditfristen verbunden. Leider lassen sich diese veränderten Verhältnisse nicht zahlenmäßig belegen, da eine Einsicht in die Statistik der Grossisten nicht möglich war; die gegebenen Ausführungen stützen sich daher nur auf allgemeine Beobachtungen aus der Praxis des Verfassers und auf Äußerungen von leitenden Persönlichkeiten des Grossoverkehrs.

Die Summe dieser beiden Ursachen in Verbindung mit dem durch Jahresprämien reduzierten Bruttoverdienste an der Apothekenkundschaft hat zu einer beträchtlichen Minderung der Rendite beigetragen. Es läßt sich auch für diese Veränderungen kein Zahlenmaterial beibringen; die Gründe hierfür sind bereits an anderer Stelle klargelegt worden. Der Verfasser muß sich daher auf die Wiedergabe dessen beschränken, was in den Kontoren über diese Dinge ganz allgemein zu erfahren ist. Hiernach betrug vor dem Dasein der „Hageda" der Reingewinn am Umsatz ungefähr 5—6%, die Kapitalrendite in sehr guten Jahren bis zu 50%. Ein Vergleich mit den Zahlen der „Hageda" für die ersten Jahre ihres Bestehens geben einen guten Anhalt für die Richtigkeit dieser Angaben. Die Zahlen der „Hageda", welchen ein Reingewinn zugrunde liegt, der durch Abzug des jeweiligen Vortrages und der Gewinne aus Finanzgeschäften, Zinsen usw. den reinen Gewinn am Warengeschäft usw. darstellt, lauten:

	Reingewinn vom Umsatz	Kapital-Rendite
1905	6,40%	46,07%
1906	5,88%	42,44%
1907	6,66%	19,10%
1908	6,34%	23,27%
1909	5,90%	27,73%
1910	6,57%	37,55%
1911	5,87%	19,00%
1912	5,45%	21,10%
	im Durchschnitt	
1905/07	6,32%	35,87%
1905/09	6,24%	31,72%
1905/12	6,13%	29,53%

Die Aufstellung ergibt, daß in den beiden ersten Jahren etwa 44% Dividende aus dem regulären Geschäft verteilt werden konnten; wenn dann — nebenbei bemerkt — die Dividende zunächst stark fällt und nur langsam wieder ansteigt, so erklärt sich dies aus den andauernden Überkapitalisierungen, welche für die Expansion der „Hageda" notwendig erschienen, und aus den relativ geringeren Nutzen bringenden Darlehnsgeschäften (in den Jahren 1907—1909) mit der „Vereinshaus Deutscher Apotheker G. m. b. H." [29]). Heute, besonders nachdem die Umsätze der „Hageda" von Jahr zu Jahr emporgeschnellt sind, beträgt für die Grossobetriebe der Gewinnkoeffizient auf den Umsatz 3—4% und die Rendite auf das Kapital 20—30%. Eine Bestätigung dieser Angaben durch den Vergleich mit den Zahlen der „Hageda" ist nicht mehr möglich, da die „Hageda" seit den letzten Jahren kein reiner Spezialitätenvertrieb mehr ist. Immerhin ergibt die Gegenüberstellung die etwas überraschende Tatsache, daß die „Hageda" als Genossenschaft in den Jahren 1911 und 1912 im Waren- und Fabrikationsgeschäft unökonomischer gearbeitet hat als die Grossisten. Es ist dies wahrscheinlich darauf zurückzuführen, daß das Privatkapital in seiner Verwendung elastischer ist als das genossenschaftliche. (Vgl. S. 41 die Zahlen für den Kapitalaufwand auf den Umsatz von 100 Mk.)

Die Stoßkraft, welche der genossenschaftlichen Bewegung der Apotheker innewohnt, wurde anfänglich von den Grossisten unterschätzt. Erst verhältnismäßig spät setzten Abwehrmaßregeln ein. Durch die Aufsuchung neuer Käuferschichten allein konnten jedoch die Verluste im Apothekengeschäft nicht wettgemacht werden. Vor allem mußte auch ein Ausgleich für die Extrarabatte an Apotheken geschaffen werden. Zwei Möglichkeiten waren hier gegeben. Zunächst Maßnahmen, die den bisherigen Grundcharakter der Betriebe völlig umgestalten. Als solche sind zu nennen: die Angliederung neuer Artikel (z. B. Drogen und Chemikalien), die Übernahme von Generalauslieferungen von Spezialitäten für bestimmte Distrikte, wie schließlich die Angliederung der Fabrikation von pharmazeutischen und kosmetischen Präparaten, die entweder in der Form von Ersatzpräparaten oder als Spezialitäten mit Konsumentenpropaganda vertrieben werden. Die Erfolge, welche nach diesen verschiedenen Richtungen erzielt werden, sollen nach Berichten aus beteiligten Kreisen nicht unbedeutend sein.

Die andere Möglichkeit besteht darin, Maßnahmen zur Abwehr zu treffen, die den bisherigen Grundcharakter eines Betriebes nur wenig ändern. Zu ihrer Darstellung ist es notwendig, einen Überblick über die Zusammensetzung der Selbstkosten zu geben, die mangels anderen Materials den Berichten der „Hageda" entnommen ist:

Summe der Selbstkosten = 100%.

	Waren	Unkosten
1905	95,90%	4,10%
1906	95,87%	4,13%
1907	94,14%	5,86%
1908	92,62%	7,38%
1909	92,29%	7,71%
1910	92,48%	7,52%
1911	92,03%	7,97%
1912	91,35%	8,65%
im Durchschnitt:		
1905/07	95,30%	4,70%
1905/09	94,16%	5,84%
1905/12	93,34%	6,66%

Zur Erläuterung der Aufstellung muß zunächst noch bemerkt werden, daß die Geschäftsberichte in dem Posten „Waren" Rohmaterialien, Halb-

und Fertigfabrikate in einer Summe, in dem Posten „Unkosten" Handlungsunkosten, Abschreibungen, Steuern, Miete und Verluste auf Effekten (seit 1909) in getrennten Summen angeben. Die Betrachtung der Zahlen ergibt, daß der Hauptanteil auf die Einkaufs- und Fabrikationskosten, der geringste Anteil auf die Vertriebskosten entfällt; ferner, daß mit der Entwicklung des Geschäftes der Posten „Waren" eine fallende Tendenz annimmt, die durch den enormen Bedarf an Spezialitäten und den hieraus resultierenden Druck auf die Preise der Lieferanten bedingt ist. Eine solche bedeutende Steigerung des Umsatzes, wenn überhaupt eine Steigerung infolge der „Hageda"-Konkurrenz zu verzeichnen ist, fehlt dem einzelnen Unternehmen des regulären Grossohandels; infolgedessen wird auch dem Einzelunternehmen der Druck auf die Preise des Lieferanten fehlen. Trotzdem muß sich der Grossist für die Bezüge von Apotheken zu Preisreduktionen verstehen, die die üblichen Grossoprovisionen nicht zulassen. Sofern der Grossist auf derartige Geschäfte nicht vollständig verzichten will, gibt es für ihn zwei Auswege. Zunächst kann er versuchen, von seinen Selbstkosten die Quote für den Vertrieb zu vermindern. Dies ist indessen außerordentlich schwierig, da der Hauptanteil der Vertriebskosten auf den Warenversand entfällt. Da an die Schnelligkeit des Warenversandes, wie früher dargetan, immer größere Anforderungen seitens der Kundschaft gestellt werden, so ist es ein sehr großes Wagnis, an dieser Stelle eine Reduktion der Kosten, welche eine Verlangsamung des Versandes zur Folge hätte, eintreten zu lassen. Wenn trotzdem in einigen Betrieben seit dem Dasein der „Hageda" hier bedeutende Ersparnisse ohne einen Rückgang des Geschäftes gemacht werden, so ist diese Tatsache ein Beweis für die glänzende Leitung jener Betriebe.

Die Allgemeinheit der Grossisten muß jedoch den anderen Ausweg wählen, welcher die Verbilligung des Warenbezuges gewährleistet. Eine Erhöhung der Grossoprovision über den üblichen Betrag ist im Spezialitätenverkehr nur zu erreichen durch jeweils erhöhte Bezüge, die andererseits mit einer Steigerung des Verkaufsrisiko verbunden sind. Dieses Risiko gilt es daher auszuschalten, um an der höheren Grossoprovision einen Vorteil zu haben. Es wird dies in kleinerem Umfange erreicht durch gemeinschaftliche Einkäufe befreundeter Grossofirmen, in großem Maßstabe durch einen genossenschaftlichen Zusammenschluß zu Zwecken des Einkaufes. Sämtliche bedeutendere Firmen der Drogen- und Spezialitäten-Grossobranche, welche in der früher erwähnten Standesvertretung vereint sind, haben Ende 1907 unter der juristischen Form der G. m. b. H. eine Einkaufsgenossenschaft, die „Mediwa“, G. m. b. H., Frankfurt a. M. gegründet. Die Zahl der Gesellschafter belief sich bei der Gründung auf 91, die Höhe des Gesellschaftskapitales betrug 85 000 Mk., von denen 25% voll einbezahlt wurden. Von der Tätigkeit dieser Genossenschaft ist zu sagen, daß sie ihren Gesellschaftern im Anfang nur bescheidene Vorteile für den Einkauf bot, erst die letzten Jahre brachten eine Steigerung der Gewinnquote; genaue Zahlen können nicht angegeben werden, da eine Veröffentlichung der Bilanzen nicht stattfindet. Ob diese Genossenschaft berufen ist, die sich unter dem Druck der Verhältnisse schon vereinzelt vollziehende Fusionierung kleinerer Betriebe — bei den größeren Betrieben ist bisher sehr wenig Neigung zur Konzentration vorhanden — aufzuhalten, kann nur die Zukunft lehren.

Anmerkungen.

[1]) Es muß davon abgesehen werden, die geschilderte Entwicklung an Hand von genaueren Daten über den Werdegang der führenden Fabriken zu belegen. Für eine weitere Orientierung sei auf die „Geschichte der Pharmazie“ von Schelenz und den „Sammelkatalog der Pariser Ausstellung“ hingewiesen. Über das in dieser Industrie investierte Kapital liegen amtliche Zahlen nicht vor. Der süddeutsche Großindustrielle Friedrich Karl Zahn schätzte 1903 in einem Promemoria das Anlagekapital auf 200 Mill. Mark, ein Betrag, welcher heute wohl verdoppelt sein dürfte.

[2]) Für eine eingehendere Information über die deutsche Toiletteseifen- und Parfümerieindustrie ist auf das Literaturverzeichnis, welches den Gewerblichen Einzelvorträgen, 6. Reihe, Berlin 1912, beigefügt ist, wie auf den „Sammelkatalog der Pariser Weltausstellung“ hinzuweisen.

[3]) Die Gruppierung, welche Rosenthaler nach therapeutischen Gesichtspunkten vornimmt, hat mit der Schwierigkeit zu kämpfen, daß die medizinische Wirkung vieler Heilmittel keine einheitliche ist; es mußte daher von ihm die Gruppe VI gebildet werden, welche auf eine reine Aufzählung von einzelnen Arzneimitteln oder Gruppen derselben ausläuft. Trotz dieser Schwäche wurde sie für die vorliegende Darstellung übernommen, da sie, im Gegensatz zu anderen Systematisierungen, am anschaulichsten erschien. — Ein weiterer Umstand ist zu erwähnen. Rosenthaler behandelt aus dem großen Gebiet der pharmazeutischen Spezialitäten nur einen Teil — allerdings den medizinisch und industriell wichtigsten —, nämlich die neuen Heilmittel organischer Natur. Es wären daher hier die Präparate anorganischer Natur nachzutragen, was jedoch aus mehrfachen Gründen unterbleiben mußte. Für eine Orientierung über diese Materie sei auf die zahlreichen Bücher der Arzneimittellehre hingewiesen.

[4]) Zur Veranschaulichung dieser Tatsache werden nachstehend die Verkehrsformen des bekannten Präparates Validol (Zustand von 1911) wiedergegeben:

Validol liquidum,
" -Bonbons,
" -Brausesalz 1%,
" -Bromtabletten,
" camphoratum,
" -Kognak oder Likör,
" -Paste,
" -Perlen 0,2,
" -Pralinées,
" -Tabletten.

[5]) Zu den Organpräparaten wie zu den vorhergenannten Mitteln ist zu bemerken, daß dieselben fast ausnahmslos **nicht** in der deutschen Pharmakopöe enthalten sind, jedoch zum großen Teile Aufnahme in den Arzneischatz der deutschen Ärztewelt gefunden haben.

[6]) Die erforderlichen weiteren Ausführungen über Geheimmittel, Reklamemittel usw. sind in einem späteren Abschnitt (I. F) enthalten.

[7]) Peters, Aus pharmazeutischer Vorzeit, S. 271—72, schreibt hierüber folgendes: „Das Bedürfnis nach Arzneimitteln, welche mit dem Glanze geheimnisvoller, wunderbarer Heilkräfte von ihren zünftigen Erfindern umgeben sind, an welche die Hoffnung des leidenden Kranken sich klammern kann, scheint nun einmal tief im Innern der menschlichen Natur begründet zu sein. Daß es einer erhöhten Zivilisation jemals gelingen wird, den sterblichen Erdenbewohner hierin zu wandeln, ist zweifelhaft .....“

[8]) Mataja, Die Reklame, S. 171. Der vorliegende Abschnitt soll nur die Charakteristika der Propagandatätigkeit der beiden Industrien schildern.

[9]) Eine Schilderung der Propaganda in dem Kreise der Grossisten, dem ferneren Gliede des Zwischenhandels, wäre an dieser Stelle zu geben, um die propagandistische Tätigkeit der Fabrikanten zu erschöpfen. Um indessen den besonderen Abschnitt über die Grossisten einheitlicher zu gestalten, wird das Erforderliche erst an jener Stelle dargestellt werden.

[10]) Wohl in dieser Art am geschicktesten abgefaßt war vor Jahren die Reklame für Malton-Weine, welche in ihren Inseraten dem Konsumenten mit dem Schlagwort: „Fragt Euern Arzt nach Malton-Wein“ entgegentrat; der geschäftliche Erfolg war ein recht großer und auch heute, trotz einem merklichen Nachlassen der damaligen großen Reklame, ist das Präparat noch nicht vergessen.

[11]) Die folgenden kurzen Bemerkungen der Pharmazeutischen Zeitung, 1910, S. 615, ergeben, daß auch in Deutschland Neigung zur Erlangung von Adressenmaterial vereinzelt vorhanden ist: .... „daß auch die Pharm. Zeitung im vorigen Jahre, wegen zweier kleiner Inserate, in denen Diabetikeradressen gesucht wurden, vor das ärztliche Tribunal geschleppt wurde, wird noch erinnerlich sein.“ — Im allgemeinen ist die Industrie für eine speziellere, direkte Reklame auf einige wenige Adressen angewiesen, die aus Anlaß von Verlobungen, Verheiratungen oder Geburten in den Zeitungsveröffentlichungen erscheinen. — Weniger zurückhaltend ist Amerika in diesen Dingen. Mataja, Die Reklame, S. 193, berichtet, daß New Yorker Adressenbüros in der Lage seien, „ausgedehnte Listen Schwindsüchtiger, Trinker, Rheumatiker, Blinder usw. zu liefern.“

[12]) Die Gepflogenheit der Mediziner, in der Fachpresse klinische Berichte über neue Medikamente zu veröffentlichen, wird von einem großen Teil der Ärztewelt verurteilt. So bekennt sich Rosenthaler, Neue Arzneimittel organischer Natur, S. 5, zu folgender Ansicht: „An den Auswüchsen, welche die moderne Arzneimittelfabrikation gezeitigt hat, sind die Ärzte nicht ganz ohne Schuld. Denn keines dieser Mittel zeigte sich in der Öffentlichkeit, ohne daß ihm ein lobender, von einem Arzte herrührender Aufsatz vorausgegangen wäre.“ — Nähere Orientierung gibt der Artikel „Der Arzt und die Arzneimittel“ von Oppenheimer, Münch. Mediz. Wochenschr., 1910, Nr. 14; ausführlich zitiert in der Pharmazeutischen Zeitung, 1910, S. 613—15.

[13]) Als Beispiel sei hier das Präparat Validol angeführt, welches allseitige Auf-

nahme in den Arzneischatz gefunden hat und für welches keine Propaganda in den Konsumentenkreisen gemacht wird. Nur eine Durchbrechung erfährt dieses Prinzip, soweit es sich um die Wirksamkeit des Präparates gegen Seekrankheit handelt. In den großen Hafenstädten wird in diesem Fall und nur für diese Eigenschaft eine umfassende Konsumentenpropaganda unternommen, so daß das Medikament an der Wasserkante einen ausgesprochen populären Charakter erhalten hat.

[14]) Verkaufspreis = Selbstkosten + Gewinnaufschlag. Selbstkosten = Herstellungskosten + Verkaufsunkosten. (Nach Leitner, Selbstkostenberechnung, 1913, S. 28.)

[15]) Eine Anschauung über die absolute Höhe der Kosten für die öffentliche Ankündigung von pharmazeutischen Spezialitäten ergibt die nachstehende Zusammenstellung des Neuen Standesvereins Münchener Ärzte (zitiert in der Pharm. Zeitung, 1910, S. 615) über die tarifmäßige Insertionsgebühr von 260 Inseraten:

Münchener Post	2	Reklamen	= 21.60	Mk.
Allgemeine Zeitung	10	„	= 205.10	„
Bayer. Kurier	15	„	= 180.—	„
Augsburger Abend-Zeitung	16	„	= 382.—	„
Volkszeitung	26	„	= 245.75	„
Neueste Nachrichten	26	„	= 831.60	„
Münchener Zeitung	44	„	= 1005.20	„
Münchener Tageblatt	49	„	= 517.50	„
Bayerische Zeitung	72	„	= 1792.40	„
	260	Reklamen	= 5181.15	Mk.
	pro Jahr	berechnet	= 1 Mill.	Mk.

Die Enquete erstreckte sich auf alle Tagesblätter Münchens an einem Feiertage, was indessen den ärztlichen Statistiker nicht hinderte, auch noch für ungefähr weitere 200 Tage im Jahr eine gleich hohe Zahl von Inseraten anzunehmen, so daß eine Million Mark errechnet wurde. Diese Zahl ist falsch, da die Sonntags- und Feiertagsauflagen der Tageszeitungen in viel stärkerem Maße mit Inseraten belegt werden, als die Wochentagsauflagen. Jedoch auch Zahlen, die durch tägliche Durchsicht ein und derselben Auswahl von Tageszeitungen während eines bestimmten Zeitraumes festgestellt würden, führen zu keinem Ergebnis, d a d i e B e z i e h u n g z u d e n B e t r i e b s - z a h l e n u s w. d e r I n s e r e n t e n f e h l t. Außerdem kann aus den angeführten Gründen nicht ersehen werden, was ein Inserent vielleicht noch gleichzeitig für andere Propagandaarten, die sich nicht in der breiten Öffentlichkeit auswirken, an Kosten aufwendet.

[16]) Im Interesse der Konsumenten ist der Warenzeichenschutz für Chemikalien, die zur Rezeptur dienen und für deren Identitätsnachweis der Patient nicht genügend sachverständig ist, von großer Bedeutung. Wie häufig Substitutionen mit Azetylsalizylsäure an Stelle des verordneten Aspirins (Aspirin ist der geschützte Name für Azetylsalizylsäure aus der Fabrikation der Farbenfabriken vorm. Bayer u. Co.) in den deutschen Apotheken zu beobachten waren, ergeben die Ausführungen Dr. Goldmanns, des Repräsentanten genannter Werke, in der Apotheker-Zeitung, 1911, S. 871, auf welche hiermit verwiesen wird.

[17]) Zitiert im Artikel des Kammergerichtsrat Dr. Kronecker: Preußische Polizei-

vorschriften über Ankündigung von Arzneimitteln, Medizinal-Archiv für das Deutsche Reich, 1910, Heft I; in ganzem Umfange wiedergegeben in der Pharm. Zeitung, 1910, S. 287/88 und 309. — Der Artikel diente, soweit juristisches Material in Frage kommt, als Anhalt für die Bearbeitung des Abschnittes: „Landesrechtliche Einschränkungen der Propagandatätigkeit".

[18]) Mit Ausnahme derjenigen Mittel, welche unter § 184, Ziff. 3 des StGB. fallen, die jedoch nicht den „Geheimmitteln" zuzurechnen sind.

[19]) Für die kosmetischen Spezialitäten erübrigen sich derartige Betrachtungen, da sie nicht in der Weise wie die pharmazeutischen Spezialitäten in die allgemeine Wohlfahrt eingreifen können und auch nicht Gegenstand der medizinischen Wissenschaft sind.

[20]) Die Zahlen der „Hageda" werden hier wie an anderen Stellen stets in dieser Reihenfolge aus den nachstehenden Gründen zitiert: 1905: Gründungsjahr. 1905/07: Typ des reinen Spezialitätengeschäftes. 1905/09: Typ des Medizinal-Chemikaliengeschäftes mit starkem Einschlag von Spezialitäten; Anfänge einer Eigenfabrikation von sogenannten neutralen Spezialitäten, d. h. pharmazeutische Präparate aller Art, für die keine Konsumentenpropaganda unternommen wird. 1905/12: Typ der Drogengroßhandlung (Chemikalien, Vegetabilien usw.) mit sehr starkem Einschlag von Spezialitäten und bedeutender Eigenfabrikation von sogenannten neutralen Spezialitäten.

[21]) Die Zahl der Nichtbesitzer zur Zahl der verkäuflichen Apotheken verhält sich: 1895: wie 1 : 1,85,
1908: wie 1 : 1,10.

Der Durchschnitt von Konzessionen, die Anwärtern infolge von Neukonzessionen, Anheimfallen von Personalkonzessionen und Umwandlung von Zweigapotheken in Vollapotheken in einem Jahre zur Verfügung stehen, belief sich für die Jahre 1900/09 im Durchschnitt auf nur 115. (Pharm. Zeitung, 1910, S. 784.)

[22]) Eingabe des Kreditvereins Deutscher Apotheker an den Reichstag, zitiert in der Pharm. Zeitung, 1910, S. 403/5.

[23]) Zitiert in der Apotheker-Zeitung, 1904, S. 789 ff..

[24]) Ausführliches Material über die Motive zur Gründung der „Hageda" gibt der Artikel „Zur Entstehungsgeschichte der Handelsgesellschaft Deutscher Apotheker m. b. H." von Dr. H. Salzmann, Vorsitzendem des Deutschen Apothekervereins; erschienen als Sonderabdruck aus der Apotheker-Zeitung, 1906.

[25]) Erschöpfende Quellen für diese Materie gibt Peters in seinem Buche: „Aus pharmazeutischer Vorzeit".

[26]) Das stetig zunehmende Eindringen der Apotheker in den Drogendetailhandel wird von den Vertretern desselben, die sich die Kenntnis des Drogenfaches aus der Praxis angeeignet haben und herkömmlich noch aneignen, vielfach mit Besorgnis betrachtet. Es wird nämlich befürchtet, daß der neue Stand der sogenannten Apothekerdrogisten eine Spaltung der bisher einheitlichen Bewegung der Detaildrogisten insofern herbeiführen könnte, als die neue Kollegenschaft mit Rücksicht auf ihr Apothekerstudium Sonderrechte für die Erweiterung des freien Verkehrs in Medizinalwaren vor den nur praktisch gebildeten Drogisten verlangen könnte.

[27]) Eine Abänderung vom 31. März 1911 hob den § 4 der Verordnung von 1901 auf, welcher den Reichskanzler zum Erlaß von Beschränkungen für im Einzelfall nament-

lich aufzuführende Zubereitungen usw. ermächtigte; gleichzeitig erweiterte sie die Liste B um 7 Artikel, von denen Azetylsalizylsäure (Aspirin) und Diäthylbarbitursäure (Veronal) hervorzuheben sind. Im übrigen wurde an der Fassung der Kaiserl. Verordnung vom 22. Oktober 1901 nichts geändert.

[28]) Diese Bestimmung ermöglicht es dem Drogendetailhandel, Chemikalien und Drogen, die sonst dem freien Verkehr entzogen sind, im Grossoverkehr abzugeben. Da jedoch, sobald es sich nicht um den Verkehr zwischen zwei Wiederverkäufern handelt, die Auffassung über die Grenze zwischen Detail- und Grossoabgabe im Verkehrsleben sehr verschieden ist, so kommt es häufig zu Strafverfahren gegen Detaildrogisten. — Die Agitation der Apothekeninhaber richtet sich ganz besonders auf eine genaue Festlegung des Begriffes.

[29]) Um dem Vorwurfe zu begegnen, daß der Vergleich mit der Genossenschaft nicht angebracht sei, da derartige Betriebe meist günstiger arbeiten als reine Erwerbsbetriebe, sei auf folgendes hingewiesen: Die Vorteile, welche die „Hageda" durch Fortfall der sonst hohen Kosten für die Kundenwerbung hatte, wurden in den ersten Jahren absorbiert durch den natürlichen Mangel an Geschäftskenntnissen, welche der Grossist sich in langjähriger Tradition angeeignet hatte, und welche die Genossenschaft sich erst in den späteren Jahren ihrer Entwicklung erwerben mußte. Genossenschaft und Grossist arbeiteten daher damals unter Bedingungen, die, durch den Ausgleich der Gegensätze, in ihrer Wirkung für beide Kategorien die gleichen waren.

Literatur-Verzeichnis.

Älteste der Kaufmannschaft, Berliner Jahrbuch für Handel und Industrie (verschiedene Jahrgänge).

Breitfeld, Der deutsche Drogenhandel. Leipzig 1906.

Buchheister, Die Verhältnisse im Drogen-Kleinhandel. Leipzig 1900.

Ebner, Das Anzeigenrecht. Hannover 1908.

Handelskammer Berlin, Jahresberichte (verschiedene Jahrgänge).

Handwörterbuch der Staatswissenschaften, 3. Auflage. Jena 1911.

Köthner, Die deutsche Parfümerie- und Toilettenseifen-Industrie (Gewerbliche Einzelvorträge, 6. Reihe). Berlin 1912.

Kufeke, Aus dem Fabrikbetriebe eines Markenartikels. (Seminararbeit H.H.B., 1912.)

Leitner, Die Selbstkostenberechnung industrieller Betriebe. Frankfurt a. M. 1913.

Leitner, Grundriß der Buchhaltung und Bilanzkunde, Bd. II. Berlin 1911.

Lux, Studien über die Entwicklung der Warenhäuser in Deutschland. Jena 1910.

Mataja, Die Reklame. Leipzig 1910.

Müller, Die Chemische Industrie. Leipzig 1909.

Mylius, Kleiner Ratgeber für den Apothekenkauf. Berlin 1902.

Peters, Aus pharmazeutischer Vorzeit. Berlin 1899.

Rosenthaler, Neue Arzneimittel organischer Natur. Berlin 1906.

Salzmann, Zur Entstehungsgeschichte der Handelsgesellschaft Deutscher Apotheker m. b. H. Berlin 1906. (Sonderabdruck aus der Apotheker-Zeitung.)

Schelenz, Geschichte der Pharmazie. Berlin 1904.

Schraps, Der Drogenhandel en gros und en détail in Deutschland. (Leipziger Dissertation, 1904.)

Urban, Die gesetzlichen Bestimmungen über die Ankündigung von Geheimmitteln. Berlin 1904.

Geschäftsberichte der Handels-Gesellschaft Deutscher Apotheker m. b. H. Berlin 1905/12.

Katalog der Sammelausstellung der deutschen chemischen Industrie auf der Weltausstellung zu Paris, 1900.

Apotheker-Zeitung, Berlin.

Pharmazeutische Zeitung, Berlin.

FSC
www.fsc.org
MIX
Papier | Fördert gute Waldnutzung
FSC® C083411

Zeitfracht Medien GmbH
Ferdinand-Jühlke-Straße 7
99095 Erfurt, Deutschland
produktsicherheit@kolibri360.de